PEGASUS
Bibliothek

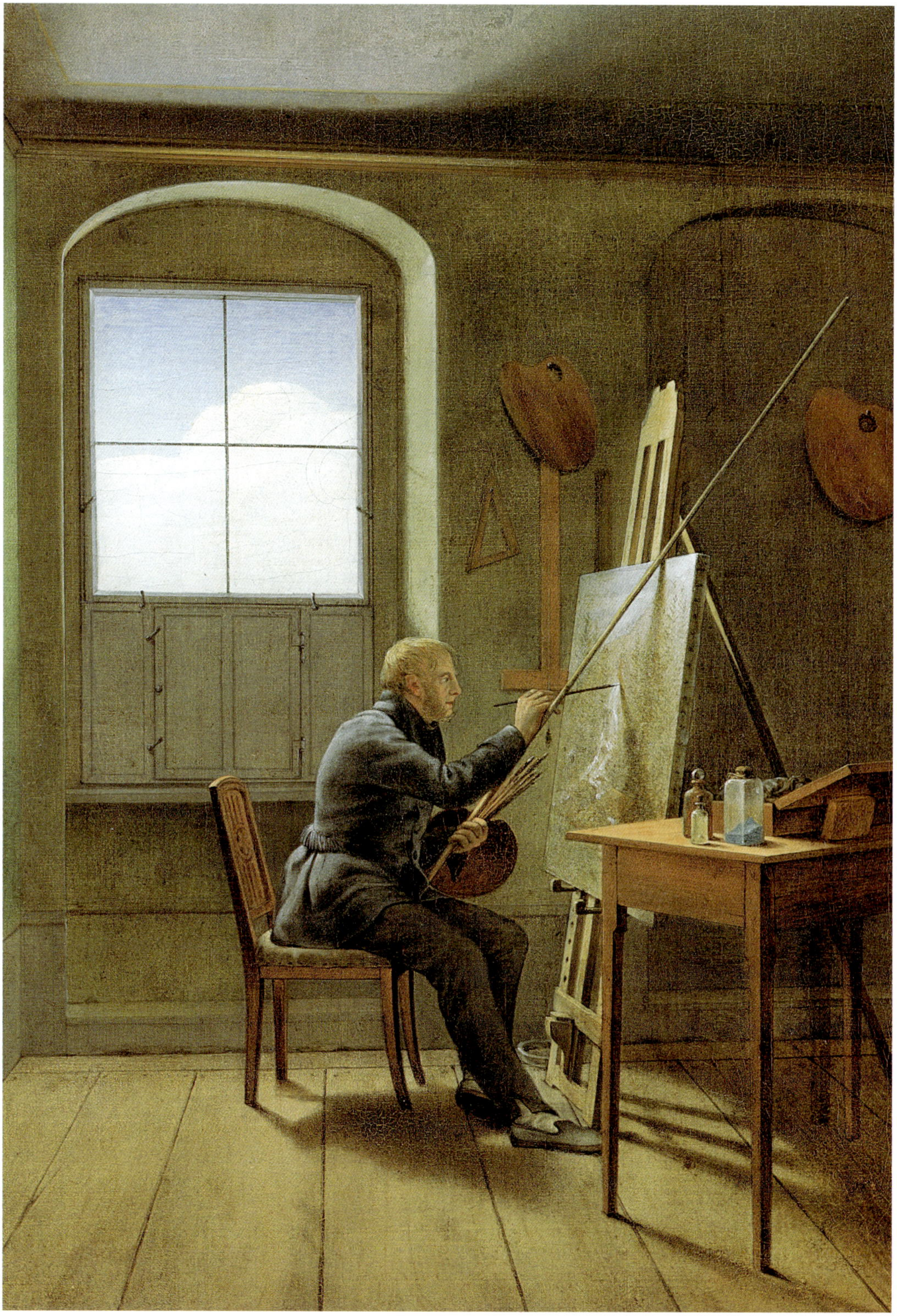

Wieland Schmied

Caspar David Friedrich

Zyklus, Zeit und Ewigkeit

Prestel

München · London · New York

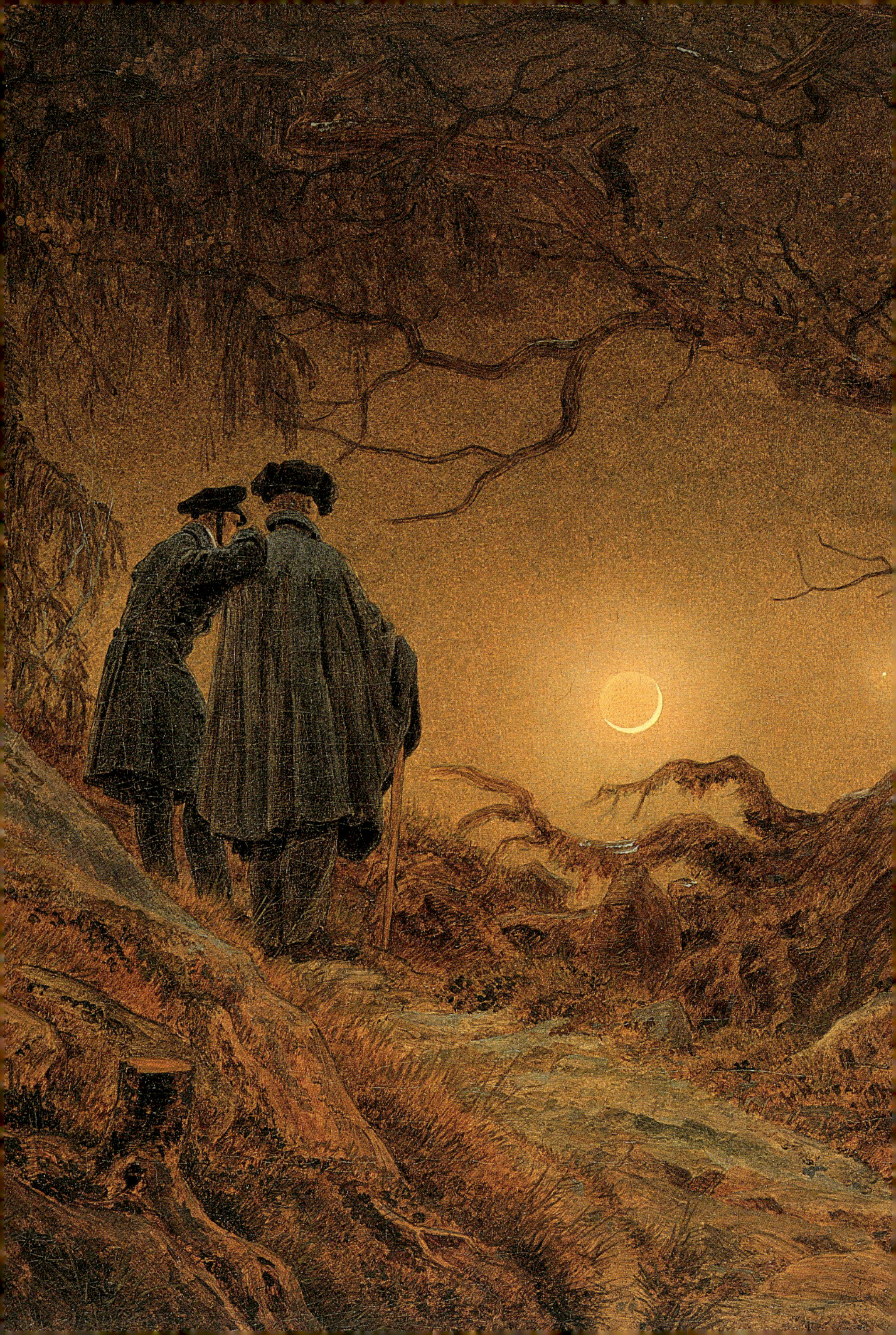

I.

Immer wieder hat Caspar David Friedrich diesen Augenblick gemalt: ein einsamer Wanderer, oder ein Freundespaar, oder Mann und Frau, oder eine kleine Gruppe städtisch gekleideter Menschen sind auf ihrem Weg durch die Natur unvermittelt an eine Grenze geraten und halten inne. Ein gebirgiger Pfad biegt plötzlich ab, neben einem Felsen tut sich ein Abgrund auf. Manchmal führt der Uferweg auch ins offene Meer, der flache Strand und ein paar größere Steine erlauben noch wenige Schritte auf die Unendlichkeit zu.

Die Wanderer bleiben stehen, sie halten inne, sie schauen die Natur an. Es ist, als stünden sie an der Schwelle zu einer anderen Welt. Der Tag geht zu Ende, der Himmel verfärbt sich, die Dämmerung bricht herein. Jetzt steigt der Mond auf, hält sich vielleicht noch eine Weile hinter Wolken verborgen, ehe er sein silbernes Licht über einer nächtlichen Welt ausschüttet.

Der Betrachter wird Zeuge eines ungeheuren Vorgangs: Menschen sehen die Natur an, als wäre sie etwas noch nie Gesehenes. Als wäre es der erste Tag, die erste Dämmerung, die erste Nacht. Als wäre für einen Augenblick das Geheimnis der Welt und unseres Lebens offenbar.

Die Wanderer sind stehengeblieben, als wollten sie für immer verweilen. Als könnte sie dieser Augenblick an der Schwelle der Unendlichkeit nie mehr loslassen. Sie haben eine Grenze erreicht. Diese Grenze ist der Ort Caspar David Friedrichs.

Dieser Künstler wird nicht müde, immer wieder das Gleiche zu sagen. Er sagt es eindringlich, nie eintönig:

unser Dasein ist ein Leben zum Tode. Aber der Tod ist wie ein Tor, wie eine Pforte, er ist die Öffnung in der Grenze, wir können hindurchgehen, können die Schwelle überschreiten. Auf das, was dahinter liegt, jenseits der Grenze, richten sich seine Hoffnungen, ihm gelten seine Erwartungen, an ihm entzünden sich seine Visionen.

Caspar David Friedrich ist der Maler dieses Augenblicks an der Grenze – und der Empfindungen, die er in uns auslöst. Dafür einige Beispiele. In der *Gebirgslandschaft mit Regenbogen* (Abb. 1) ist ein Wanderer an den Rand eines Abgrundes geraten. Er lehnt sich an einen Fel-

1 *Gebirgslandschaft mit Regenbogen*, um 1810
Öl auf Leinwand
70 x 102 cm
Essen, Museum Folkwang

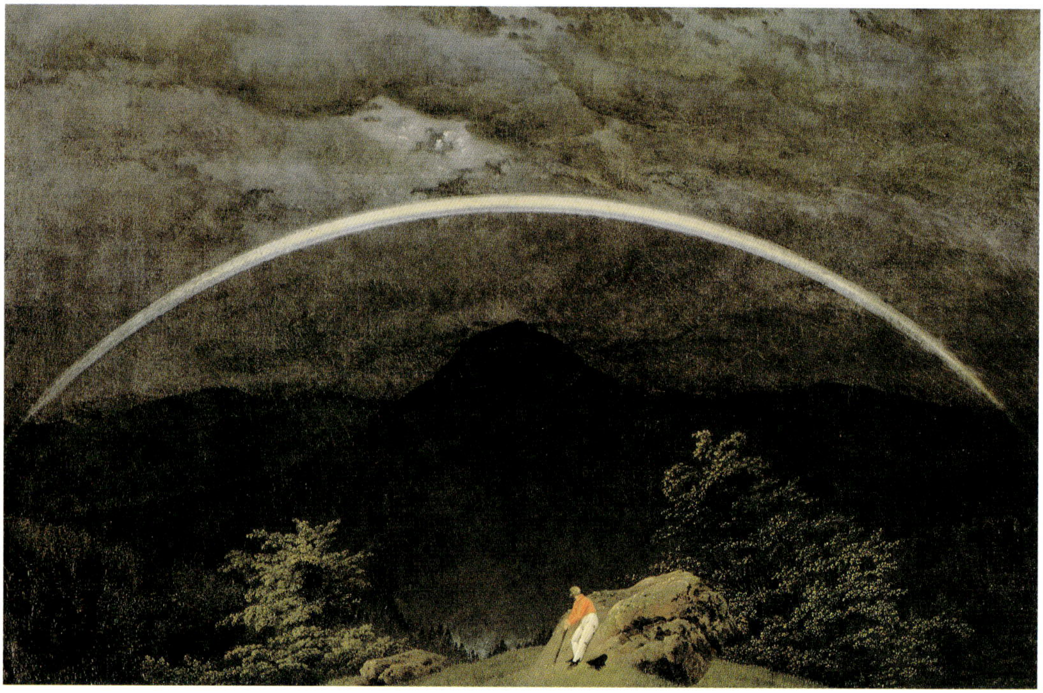

sen, stützt sich auf einen Stock, blickt hinunter. Die Szene hat etwas Unwirkliches – ist unwirklich wie der Regenbogen, der sich über den Himmel spannt. Es ist die Stunde zwischen Tag und Nacht, hinter den Wolken ahnen wir den Mond, aber noch erreicht verspätetes Sonnenlicht den Wanderer, den Felsen, Wiese und Buschwerk vor ihm, während die Schlucht zu seinen Füßen und der Bergkegel dahinter schon ganz im Dunkel liegen.

Im Wanderer hat man – wohl zutreffend – ein Selbstbildnis des Künstlers erkennen wollen und – ganz unzutreffend – gemeint, dieser Wanderer sei hier an das Ende seines Weges gelangt. Nein, nichts deutet daraufhin, daß hier ein Weg zu Ende ist. Der Wanderer ist ein rüstiger Mann in seinen besten Jahren, er rastet einen Weltaugenblick lang, ist versunken im Anblick der Natur, wird ihrer Abgründe gewahr. Die Nähe des Todes mag ihm aufgehen, und wenn sie ihn erschrecken läßt, dann gibt ihm der Felsen in seinem Rücken festen Halt.

Der Gedanke, den Friedrich uns anschaulich machen und nahebringen will, besagt: auch mitten im Leben ist der Tod an unserer Seite, ist er nur einen Schritt weit von uns entfernt. Wir möchten das erkennen, aber das ist kein Grund zur Furcht. Das »Fürchtet Euch nicht«, das Friedrich im Kreuzmotiv des *Tetschener Altares* (Abb. 2) anklingen läßt, ist die geheime Botschaft vieler seiner Bilder.

Als Caspar David Friedrich seine *Gebirgslandschaft mit Regenbogen* (Abb. 1) malte – wohl in der ersten Hälfte des Jahres 1810 – war er gerade 35 Jahre alt, durfte sich also (in Gedanken an die in der Bibel genannte, dem Menschen zugemessene Lebensspanne von siebzig Jahren) genau wie Dante im ersten Gesang seiner ›Divina Commedia‹ in der »Mitte des Lebens« fühlen. Und das ist exakt das Alter, das wir der Figur des Wanderers in der *Gebirgslandschaft* zubilligen würden, wenn wir es denn schätzen müßten.

Ebensowenig sind die beiden Wanderer, die wir in dem ein knappes Jahrzehnt später entstandenen Gemälde *Zwei Männer in Betrachtung des Mondes* (Abb. 29) sehen, ans Ende ihres Weges gelangt (was ebenfalls behauptet wurde). Auch hier wird Friedrich sich selbst dargestellt haben, begleitet von seinem damals 25 Jahre alten Lieblingsschüler August Heinrich, auf einer der abendlichen Wanderungen, die ihm zum täglichen Ritual geworden waren.

Der Mond ist aufgegangen, die beiden Männer halten inne und betrachten die zarte, silberne Sichel des zunehmenden Mondes, deren Licht die volle Scheibe schon ahnen läßt. »Er ist nur halb zu sehen und ist doch rund und schön«, wie es in dem Gedicht von Matthias Claudius heißt, an das Friedrich vielleicht gedacht hat.

Alles gehört in diesem Bild dem Vordergrund an: der steinige Pfad, auf dem die beiden Männer hinaufsteigen, die Bäume – Fichten und Eichen, deren widerstreitende Formen einen Zug von Dramatik ins Bild bringen –, die Felsen, die Figuren. Unmittelbar vor ihnen bricht der Raum ab – die Tiefe gehört allein dem Mond, dessen Licht einen dunstigen Himmel durchdringt.

2 *Das Kreuz im Gebirge (Tetschener Altar)*, 1807–08
Öl auf Leinwand
115 x 110,5 cm
Dresden, Gemäldegalerie

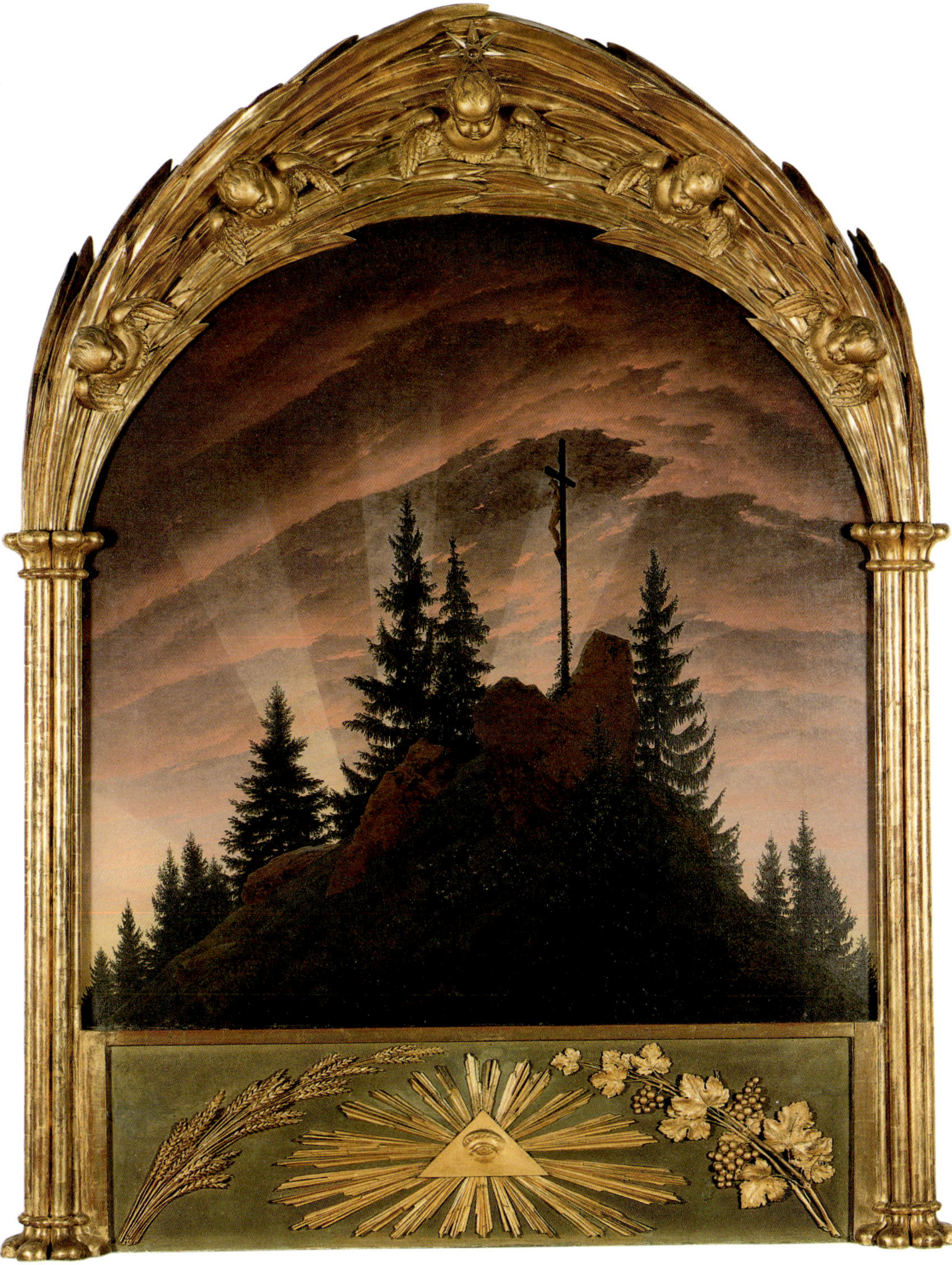

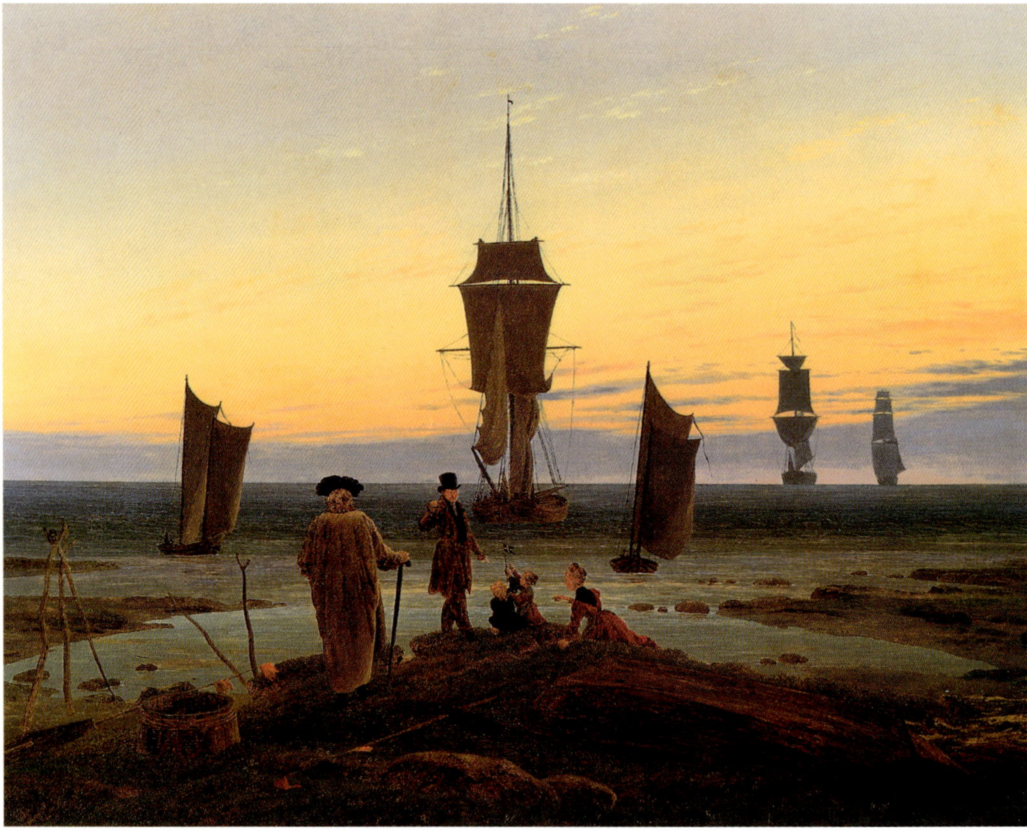

3 *Die Lebensstufen*, um 1835
Öl auf Leinwand
72,5 x 94 cm
Leipzig, Museum der
Bildenden Künste

Das Gemälde ist fast monochrom. Der Mond hat die nächtliche Natur in ein einheitlich rötlich-braunes Dämmerlicht getaucht, das alle Erscheinungen verbindet. Nur die beiden Männer mit ihren graugrünen Mänteln und den schwarzen Kappen heben sich da ein wenig ab. Die Natur ist bereit sie aufzunehmen, aber etwas von ihrer Fremdheit wird immer bleiben.

Die beiden Männer sind einen gebirgigen Pfad hinaufgestiegen. Nun schauen sie hinunter – der Mond ist unterhalb von ihnen aufgegangen. Sie halten ihre Köpfe gesenkt, stehen in tiefe Meditation versunken. Der Blick zum Mond ist zugleich ein Blick nach innen.

Anders verhält es sich mit dem alten Mann in dem Bild *Die Lebensstufen* (Abb. 3), das Friedrich etwa fünf Jahre vor seinem Tode gemalt hat und das zu den letzten Werken gehört – von Zeichnungen und Sepiablättern abgesehen –, die er vollenden konnte. Dieser Mann ist tatsächlich am Ende seines Weges.

Die Szene spielt am Meer, in der Nähe eines Hafens, Schiffe kehren heim und sind bereit anzulegen. Auf einer kleinen Landzunge sind drei Generationen vereint, Kinder spielen mit einem Fähnchen, ein junger Mann winkt, der alte Mann geht auf die Gruppe zu, aber wir sind unsicher, ob er sie noch erreichen wird. Die Kleidung der Kinder verrät: es ist ein Sommerabend, aber der alte Mann

4. *Der Mönch am Meer*, 1809-10
Öl auf Leinwand
110 x 171,5 cm
Berlin, Nationalgalerie
(Galerie der Romantik)

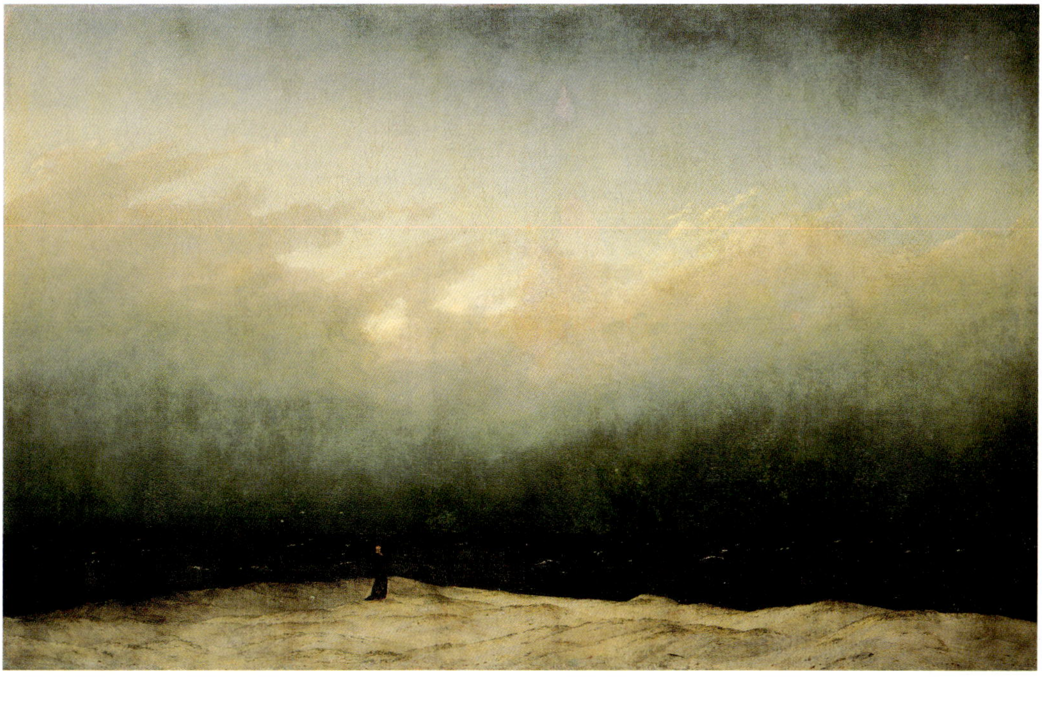

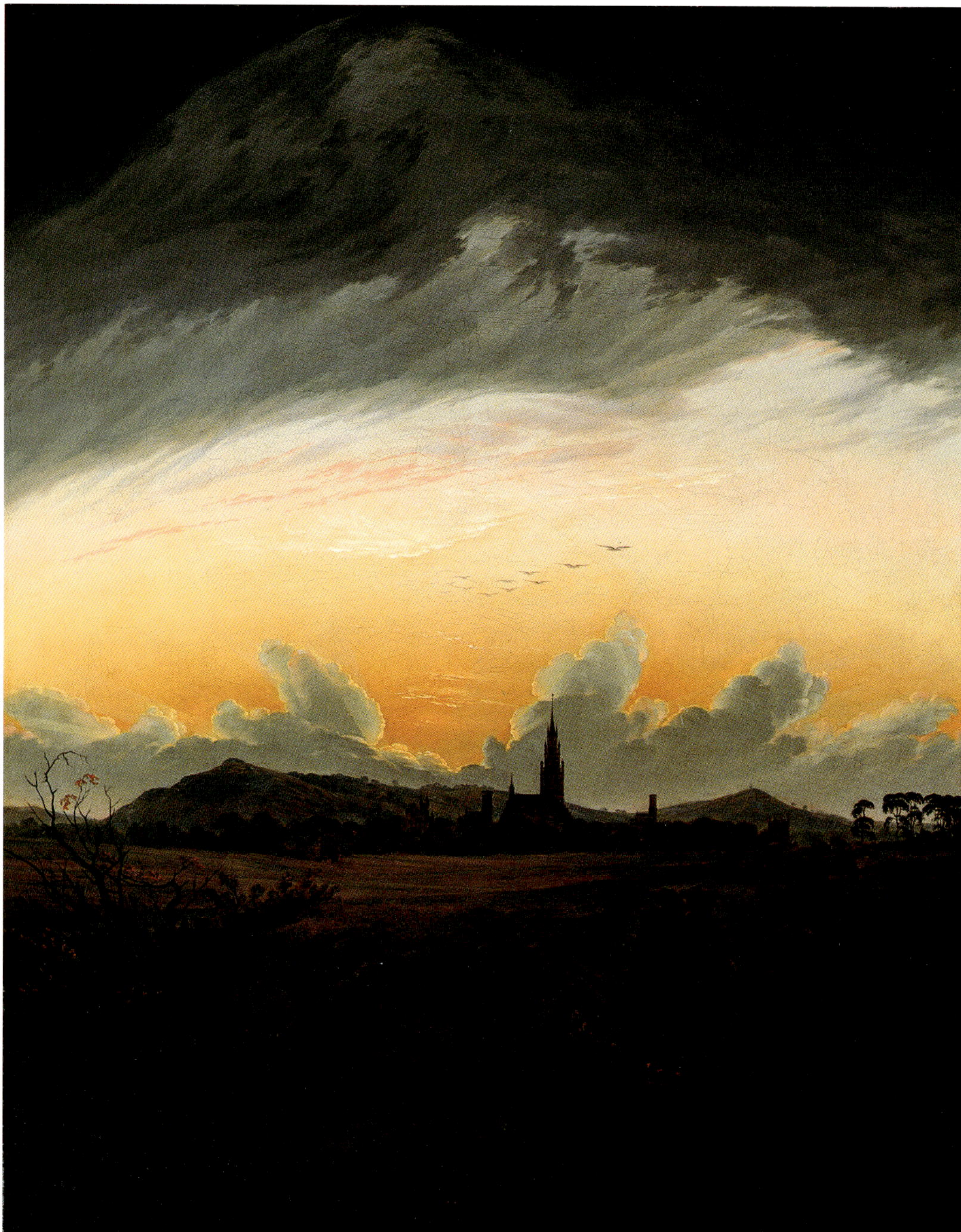

trägt einen schweren Wintermantel. Er scheint zu frösteln. Er gehört einer anderen Zeit an. Sein Blick geht zum Horizont. Er ist weit weg.

Der Mönch am Meer (Abb. 4; auch er wohl ein verkapptes Selbstbildnis) erlebt die Uferzone als unüberwindbare Grenze. Er steht vor der Unendlichkeit des Ozeans wie vor einem Abgrund. Vernimmt er Jean Pauls ›Rede des toten Christus vom Weltengebäude herab, daß kein Gott sei‹?

Scheint der Mönch auf dem Uferstreifen vor der unermeßlichen Weite des Meeres verloren herumzuirren – und deshalb nur sehr bedingt in die Reihe der zu einer Grenze innehaltenden Wanderer zu gehören –, so sind die beiden Männer, die Friedrich in verschiedenen Bildern den Mondaufgang am Meer beobachten läßt, alles andere als verloren. In stiller Anschauung sind sie der Natur hingegeben, in der sie die Anwesenheit des Göttlichen, das Wirken des Numinosen spüren. Nicht ohne Grund ist der Mond bei Friedrich wiederholt als Hinweis auf Christus gedeutet worden – wie man im Felsen einen Hinweis auf den Glauben sehen wollte. Der Mond hat bei Friedrich immer etwas Tröstliches, auch wenn sein Licht nicht wärmt. Er scheint in ein Weltalter, in dem die Erlösung der ruhlosen Seele sich vorbereitet. Wenn der Mensch nach seinem Tode in eine andere Welt versetzt würde, dann, so meinte Friedrich, »käme er sicherlich in den Mond«.

5 *Neubrandenburg*, um 1817
Öl auf Leinwand
91 x 72 cm
Kiel, Stiftung Pommern

Die *Zwei Männer am Meer bei Mondaufgang* (Abb. 52), getrennt voneinander auf zwei Steinblöcken am Strand stehend, haben sich weit hinausgewagt. Zwischen ihnen, deren Köpfe mit ihren breiten »altdeutschen« Kappen über den Horizont in die Zone des Himmels ragen, geht der Mond auf – ihr Blick scheint von ihm gefesselt, auf ihn fixiert. Der Mond suggeriert einen Bereich metaphysischen Lichts. Die Wolken über ihm giebeln sich zu einem schützenden Dach auf, als vermöchte ihm ein Element der Architektur Dauer zu verleihen.

Noch einmal begegnen wir den beiden Wanderern vor *Neubrandenburg*. Auf seinen Reisen von Dresden nach Greifswald und Rügen machte Caspar David Friedrich auf dem Hin- und Rückweg regelmäßig in Neubrandenburg Station. Beide Großelternpaare stammten von hier, und er konnte hier stets bei Verwandten einkehren. Neubrandenburg bedeutete Friedrich also so etwas wie Heimat. Sein Gemälde überhöht und transzendiert diese Erfahrung. Den Wanderern zeigt sich die Silhouette Neubrandenburgs, als sie sich bei Sonnenuntergang der Stadt nähern, wie eine eschatologische Vision. Sie halten inne. Sie schauen. Der Himmel leuchtet auf, als wäre sein Licht für sie entzündet. Sie sind zu Hause.

II.

Caspar David Friedrich gilt uns als der Maler der »unendlichen Landschaft«. Wir haben uns daran gewöhnt, seine Landschaften als »Spiegel der Seele« zu sehen und Friedrich als einen Künstler zu begreifen, der – darin ganz ein Kind der Romantik – den »Blick nach innen« gerichtet hat. Friedrich selbst hat diese Blickrichtung in verschiedenen Äußerungen bestätigt, so wenn er beispielsweise sagt: »Der Maler soll nicht bloß malen, was er vor sich sieht, sondern auch, was er in sich sieht. Sieht er aber nichts in sich, so unterlasse er auch zu malen, was er vor sich sieht.«

Oder an anderer Stelle: »Schließe dein leibliches Auge, damit du mit dem geistigen Auge zuerst siehest dein Bild. Dann fördere zutage, was Du im Dunkeln gesehen, daß es zurückwirke auf andere von außen nach innen.«

So lebt Caspar David Friedrich in unserem Verständnis mit seinen von Melancholie durchdrungenen Landschaften als ein Maler, der uns – wie einst den Zeitgenossen der Romantik – unbekannte Räume eröffnet, ein neues Raumgefühl vermittelt hat. Sein *Mönch am Meer* steht an einem Abgrund, in kaum einem seiner Bilder läßt sich ein Weg vom begehbaren Vordergrund in die Tiefe finden – alles ist versperrt, verriegelt, unterbrochen –, die Stadtsilhouette von Greifswald zeigt sich den ihr nähernden Fischerbooten wie eine Fata Morgana über den Wassern, Ferne schlägt um in Nähe, doch im Abendlicht verflüchtigt sich die vertraute Welt ins kaum noch Greifbare: *Meeresufer im Mondschein* (Abb. 6), *Klosterruine Eldena und Riesengebirge* (Abb. 8), *Das Große Gehege* (Abb. 9).

Folgende Doppelseite:

6 *Meeresufer im Mondschein*, 1835/36
Öl auf Leinwand
134 x 169,2 cm
Hamburger Kunsthalle

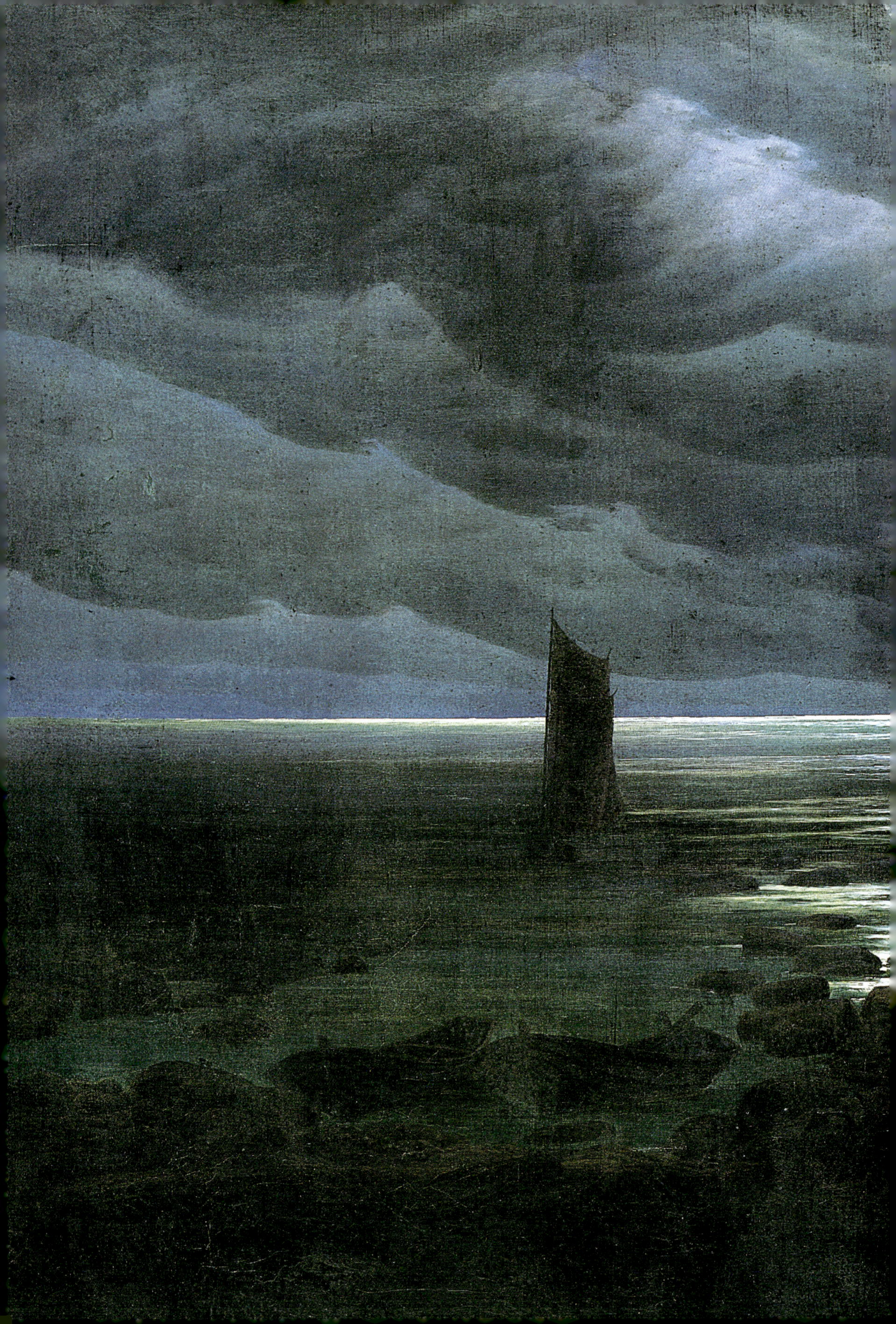

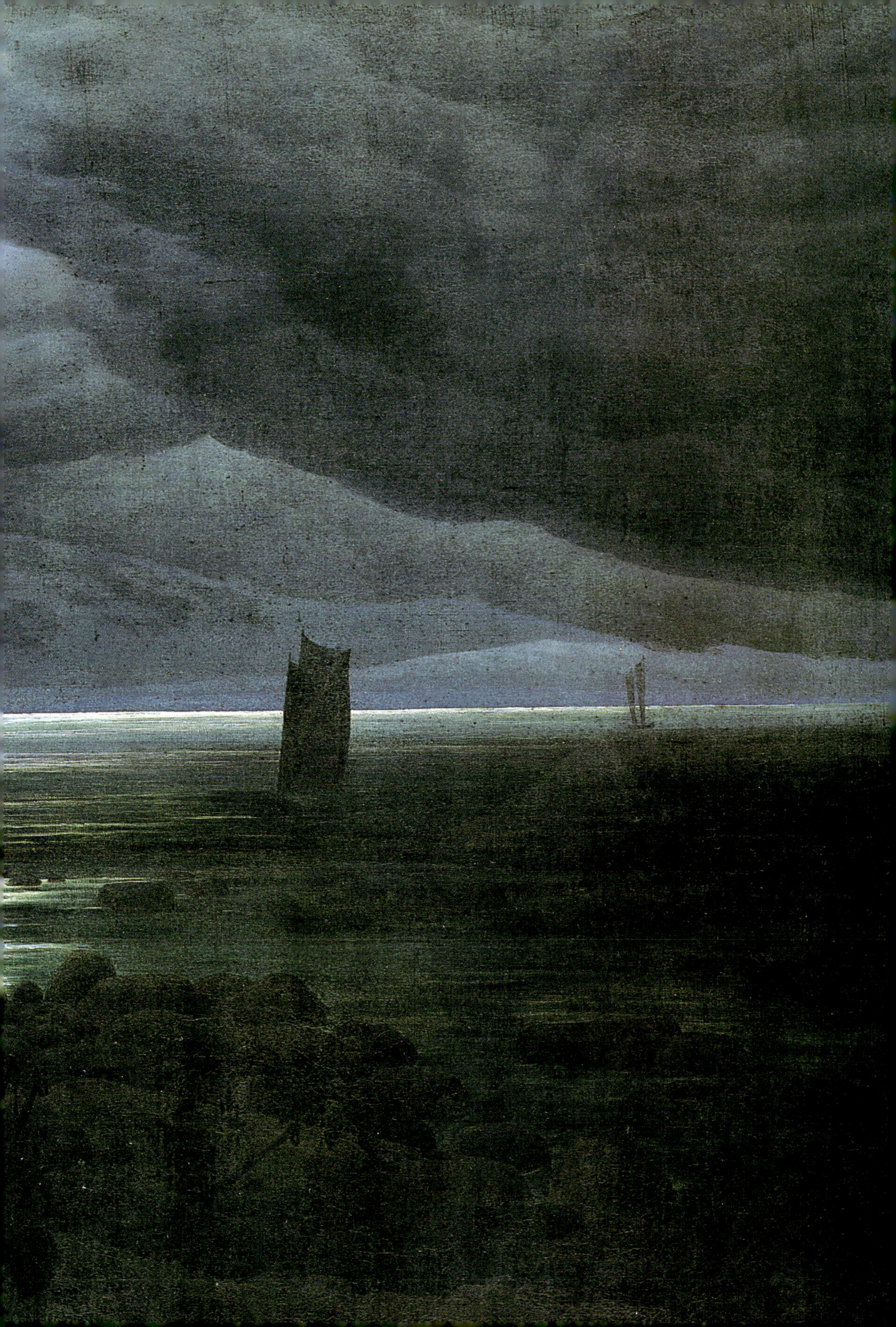

Immer wieder verblüfft uns Friedrich mit unterschiedlichen, meist geometrisch kalkulierten Raumkonzeptionen.

Laszlo F. Földényi sprach angesichts von Bildern wie *Junotempel in Agrigent* von »einstürzenden Räumen«.[1] Die Reste der sizilianischen Tempelruine schienen ihm wie eine »versenkbare Kulisse«. Eine vergleichbare Erfahrung vermittelten ihm der Tiefensog in Friedrichs Hochzeitsbild *Kreidefelsen auf Rügen* (Abb. 36) und der Himmel in dem Gemälde *Neubrandenburg*. Hier bildet die »Farborgie der Wolken ... mit dem wogenden Vordergrund einen Strudel, der die beiden Wanderer zu verschlingen droht.« Wir sehen, die Interpretation des gleichen Bildes kann bei Friedrich zu ganz unterschiedlichen Resultaten führen. Wo der eine das Erreichen der Heimat zu sehen meint, nimmt der andere eine tödliche Bedrohung wahr. Und vielleicht haben beide recht.

So intensiv Friedrichs Bilder auch zu solchen Raumspekulationen verführen wollen – an dieser Stelle soll der Versuchung, ihnen zu folgen, nicht nachgegeben, sondern eine andere, bisher seltener thematisierte Perspektive in den Mittelpunkt der Überlegungen gestellt werden – Caspar David Friedrichs Verhältnis zur Zeit. Denn Friedrich ist nicht nur ein Meister in der Ordnung – und Verwirrung – des bildnerischen Raumes, er ist ebenso souverän in der Gestaltung der Zeit, die wir gerne als »vierte Dimension« bezeichnen.

Im Hinblick auf Friedrichs Malerei können wir von »vier Zeiten« oder »vier Zeitordnungen« sprechen. Die vier Zeiten des Caspar David Friedrich: das meint nicht nur die von ihm so oft als Motiv gewählte Abfolge von Tages- und Jahreszeiten, die er in Bildpaaren oder in Vierergruppen zu fassen versuchte (in diesem Sinne spricht man gerne mit Blick auf Friedrichs Zeitgenossen von den »vier Zeiten des Philipp Otto Runge«), sondern das Werk von den vier Zeiten spielt in unserem Verständnis vor allem auf die vier Zeitsysteme an, die der Künstler in seinen

7 *Schiffe im Hafen am Abend*, um 1828
Öl auf Leinwand
75,5 x 88 cm
Dresden, Gemäldegalerie

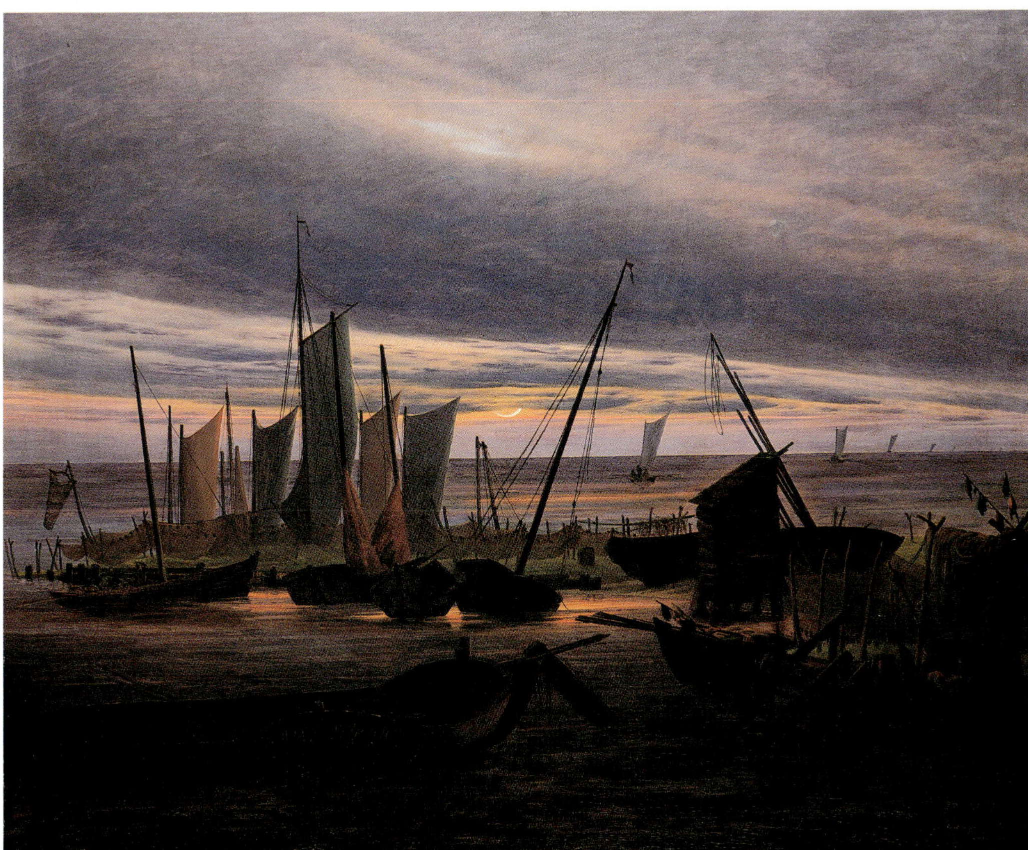

Gemälden, Aquarellen und Sepiablättern zur Anschauung bringt.

Diese vier Zeitsysteme, denen die Bildwelt Friedrichs angehört, lassen sich eindeutig benennen. Da ist zum ersten der zyklische Zeitverlauf der Natur, wie er im Rhythmus von Tages- und Jahreszeiten in Erscheinung tritt und sich unendlich wiederholt. Auf jede Nacht folgt ein neuer Morgen, nach jedem Winter wird es wieder Frühling.

8 *Klosterruine Eldena und Riesengebirge*, um 1830-35
Öl auf Leinwand
73 x 103 cm
Greifswald, Städtisches Museum

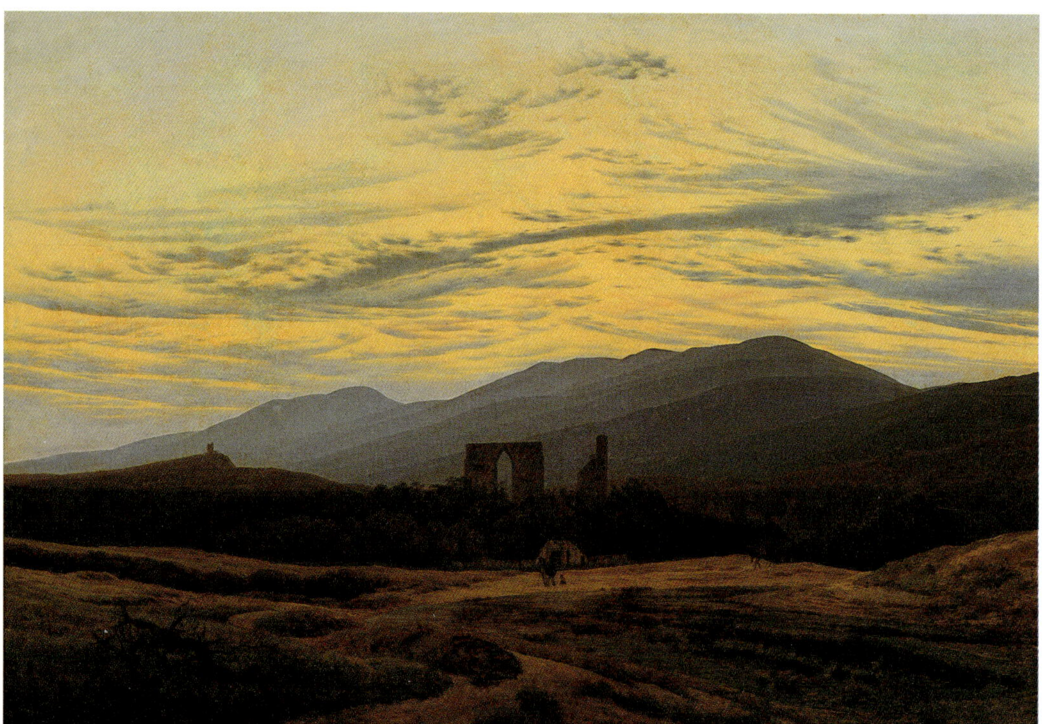

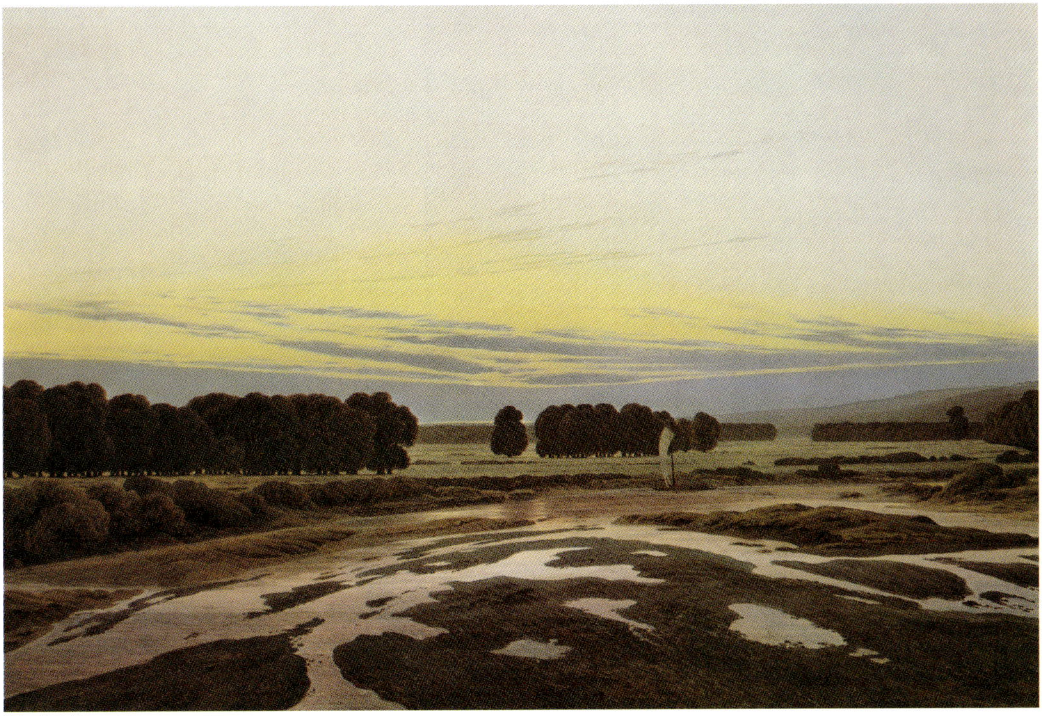

9 *Das große Gehege*, um 1832
Öl auf Leinwand
73,5 x 102,5 cm
Dresden, Gemäldegalerie

Zum zweiten gehören alle lebendigen Organismen nicht nur den ewig wiederkehrenden Zyklen der Natur, sondern ebenso der Vergänglichkeit an, durchlaufen wie die Vegetation die Stadien von Wachsen, Blühen, Welken und Vergehen. Mit der Idee des Individuellen und seiner Einmaligkeit ist untrennbar das Schicksal der Vergänglichkeit verbunden. Dieses stellt Friedrich uns mit Kindheit, Reife, Alter und Tod eindringlich als die »Lebensstufen« des Menschen und damit unser aller Bestimmung vor Augen.

Das Leben sei »in seinem Wesen unendlich«, meinte Friedrichs Freund, der Arzt und Maler Carl Gustav Carus in seinen ›Neun Briefen zur Landschaftsmalerei‹ (geschrieben in den Jahren 1815-1824), »nur seine Formen sind stetiger Veränderung unterworfen, in stetem Hervor- und Zurücktreten begriffen, so daß wir dadurch in jeder individuellen Lebensform auf vier Stadien hingewiesen werden, welche als Entwicklung und vollendete Darstellung, Verwelkung und völlige Zerstörung sich unterscheiden lassen«. Diese unsere Existenz betreffenden »Lebenszustände« erkennt Carus in gleicher Weise auch im »Naturleben«, im Bild der Landschaft; eine Parallele, die, wie wir wissen, für Friedrich von entscheidender Bedeutung war – wie überhaupt Carus' ›Briefe über Landschaftsmalerei‹ dem Studium der Werke Friedrichs viel verdanken.

Als dritte Zeit-Kategorie erscheint bei Friedrich die historische Dimension. Der Maler rebelliert in seinen Bildern, versteckt doch unübersehbar, gegen die in seiner Epoche herrschenden Mächte: gegen die Besetzung Preußens und Sachsens durch die napoleonischen Truppen, später in den Jahren der Restauration gegen die deutsche Kleinstaaterei und Fürstenwillkür, die jede freiheitliche Regung ihrer Untertanen im Keim erstickte.

Wir werden im Laufe unserer Betrachtung sehen, wie bei Caspar David Friedrich die Reflexion historischer Zeit, das Nachdenken über die eigene Epoche, sich immer mit einer Zukunftsperspektive verbindet. Um das Schicksal der in die deutschen Länder eingedrungenen Soldaten ist es schlecht bestellt: der *Chasseur im Walde* (Abb. 33) ist von Bäumen, die beiden Kürassiere in dem Gemälde *Grabmale alter Helden* (Abb. 32) sind von den Grabmonumenten toter Krieger umstellt, für sie gibt es kein Entkommen. Im Gegensatz dazu können die Wanderer, die am Abend den Strand der Ostsee erreichen, aus dem Bild der Natur die Verheißung einer anderen Gegenwart lesen.

Gemälde wie *Das große Gehege* (Abb. 9) sind es, die diese Erwartung einer anderen Zeit umleiten auf die Ahnung einer jenseitigen Welt. Das führt uns zu einer weiteren, letzten Zeitordnung in Friedrichs Bildwelt.

Schließlich, viertens, zeigt sich Friedrich von dem angerührt, was wir üblicherweise mit dem Begriff »Transzendenz« umschreiben. Friedrich, der gläubige Protestant, kann sich mit dem Gedanken an die Vergänglichkeit des Daseins nicht zufrieden geben. Er weiß: der

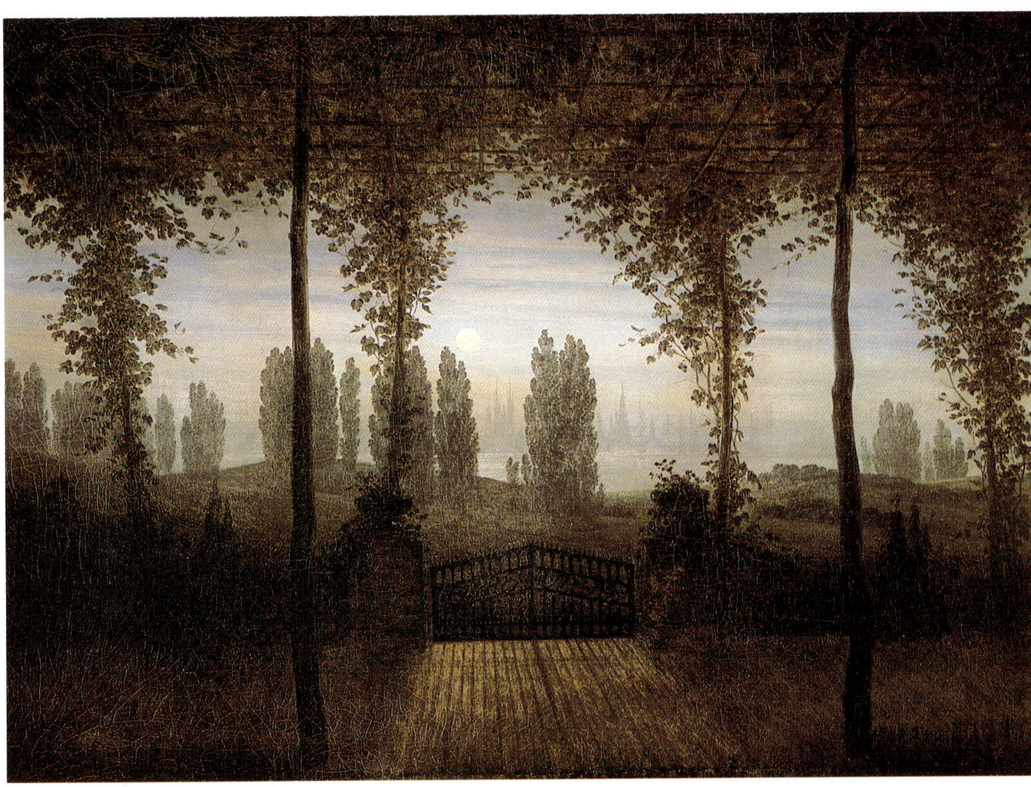

10 *Gedächtnisbild für Johann Emanuel Bremer*, 1817
Öl auf Leinwand
43,5 x 57 cm
Berlin, Schloß Charlottenburg
(Galerie der Romantik)

Tod ist kein Ende. Was aber wird nach dem Tode sein? Wohin gehen wir, wenn wir nicht mehr hier sind? Welche Vorstellung dürfen wir uns von einer jenseitigen Welt machen? Immer wieder beschwört der Maler eine räumliche Grenze – einen Fluß, einen Gartenzaun wie in dem *Gedächtnisbild für Johann Emanuel Bremer* (Abb. 10) – als *Zeitgrenze*: dahinter erwartet uns nicht nur ein ganz anderer Raum, dahinter beginnt auch eine andere Zeit. Oder richtiger: dahinter endet alle Zeit, und die Ewigkeit fängt an. Friedrich hat sie – angeregt wohl auch durch die Schrift des Novalis ›Die Christenheit oder Europa‹ (1799) – am häufigsten im Gleichnis einer zeitlosen Gotik zu fassen versucht, etwa in der Vision einer über dem Dickicht des Waldes erscheinenden Kathedrale *(Das Kreuz im Gebirge*, Abb. 44).

»Es waren schöne glänzende Zeiten, wo Europa ein christliches Land war, wo *eine* Christenheit diesen menschlich gestalteten Weltteil bewohnte...«, schreibt Novalis. Das Mittelalter, das er hier beschwört, ist die Welt vor der Reformation. Die Spaltung der Christenheit in Katholiken und Protestanten erscheint ihm als das Erzübel (das vorangegangene Schisma in eine Ost- und Westkirche wird von ihm nicht bedacht). So entsteht das verklärte Bild einer Gotik, die in dieser Weise nie existiert hat. Friedrich hat diese ganz historisch-diesseitig gemeinte Vision des Novalis, die ihn gleichwohl fasziniert haben muß, ins Jenseitige transponiert. Die gotische Kirche wird ihm so zum Gleichnis seines himmlischen Jerusalem.

III.

Die großen Zyklen der Natur, die Tages- und Jahreszeiten, oft in Verbindung gesehen mit den Lebensaltern des Menschen, sind Caspar David Friedrichs zentrales Thema. 1803 hat er den ersten Jahreszeitenzyklus geschaffen, 1834 die letzte Jahreszeitenfolge beendet. In vielen dieser Sequenzen sind die drei Zyklen miteinander verknüpft, der Frühling mit der Jugend und dem Morgen, der Winter mit dem Alter und der hereinbrechenden Nacht. Das kann zuweilen, wie wir sehen werden, gerade in den frühen wie in den letzten Sepiablättern, zu einer gedanklich-allegorischen Überfrachtung der Bildgestalt führen, das kann aber auch in fruchtbare Spannungen münden.

In seiner zwischen 1820 und 1822 entstandenen Bildfolge *Die Tageszeiten* (Niedersächsisches Landesmuseum Hannover) hat sich Friedrich auf das Thema des Tagesablaufs beschränkt und dabei die Jahreszeiten und Lebensalter einmal weitgehend außer acht gelassen; nur im Wechsel vom zweiten zum dritten Gemälde, vom *Mittag* zum *Nachmittag* – die dem Bildpaar *Morgen* und *Abend* wohl erst nachträglich hinzugefügt wurden –, glauben wir den Übergang vom Sommer zum Herbst mitzuvollziehen.

Sommer, vielleicht gar Spätsommer, scheint es auf dem »Morgen« zu sein, während im »Abend« offenbar eine Herbstlandschaft gemeint ist. Die Figuren, die wir hier und da in diesen Bildern entdecken, scheinen alle in der Mitte des Lebens zu stehen, nur die beiden Männer im »Abend« könnten älter sein. Das Allegorische tritt in

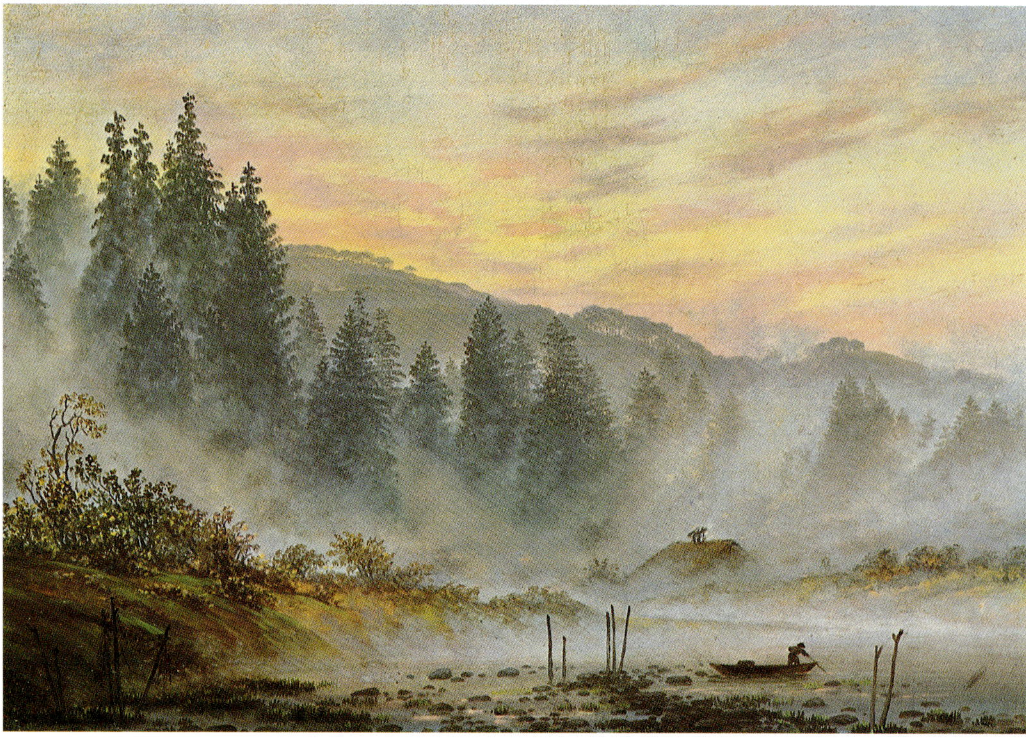

11 *Der Morgen*, um 1820
Öl auf Leinwand
22 x 30,5 cm
Hannover, Niedersächsisches Landesmuseum

der Folge dieser vier Tageszeitenbilder jedenfalls zurück. Alles konzentriert sich auf die Landschaft und ihre allmähliche Veränderung.

Im Bild *Der Morgen* (Abb. 11) klingt eine Ahnung des Schöpfungsmorgens nach. Die Welt taucht langsam und zögernd aus dem Nebel auf, erwacht allmählich in der kühlen Frühe, wird neu geboren zum Leben eines Sommertages. Doch schon ist der Fischer unterwegs, aus seiner Hütte steigt Rauch auf und vermischt sich mit dem Nebel, alles scheint nah und erreichbar, Nähe und Ferne sind durch den Nebel zu einer einzigen Ebene ohne Tiefe und Transparenz zusammengezogen, den Blick zum Horizont verstellt ein Bergzug.

Im *Mittag* (Abb. 13) ist die Landschaft weiter und klarer geworden, wenn auch der Himmel von einer hohen Wolkendecke verhangen scheint; ein breiter Weg nimmt

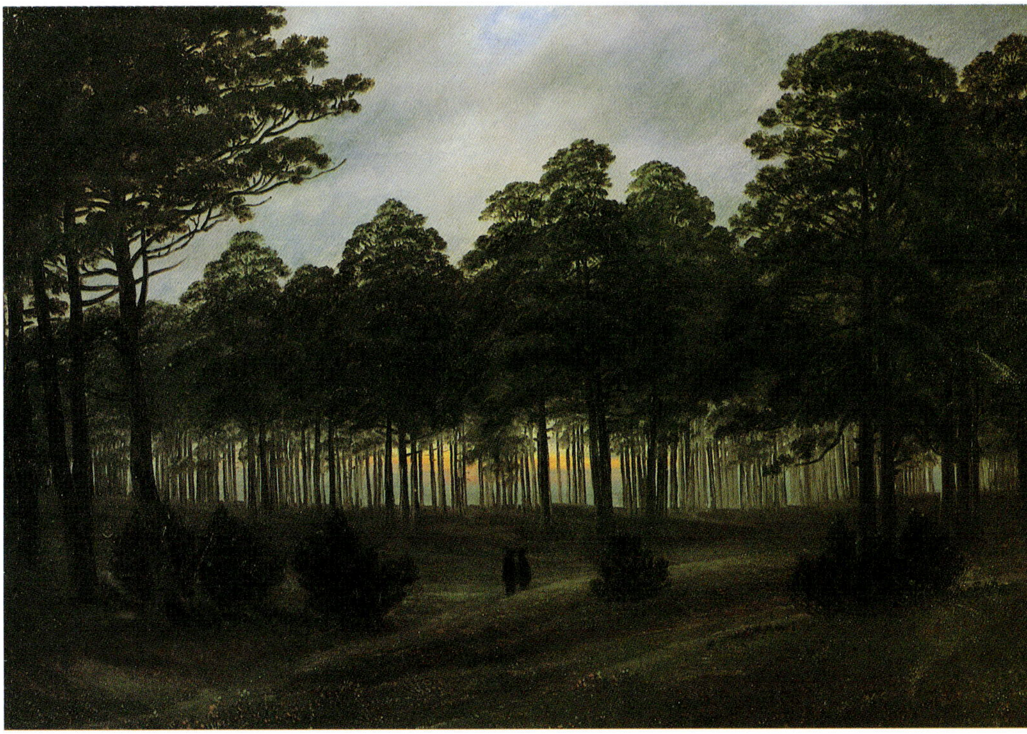

12 *Der Abend*, um 1820
Öl auf Leinwand
22,3 x 31 cm
Hannover, Niedersächsisches Landesmuseum

den ganzen Vordergrund ein und führt nach einer Biegung gleich wieder aus dem Bild heraus. Eine Figur, vielleicht eine Frau, ist unterwegs, ein Schäfer achtet auf seine Herde. Im Zentrum aber stehen nicht die Personen, sondern eine Baumgruppe, versprengte Kiefern vor dem Hintergrund der Wälder.

Zum *Nachmittag* (Abb. 14) hin scheint sich wenig verändert zu haben, doch alles ist grauer geworden. Über dem Himmel ziehen Regenwolken auf, die Farben der Natur, die sich am Mittag zur Individualität entfalten wollten, werden in einem Grauton zusammengefaßt, gegen den die Blumen vorne noch einmal revoltieren möchten. Ein Bauer hat seinen Leiterwagen angespannt, das Kornfeld ist reif zur Ernte, zur Hälfte ist es schon gemäht und der Acker gepflügt. Mit der Wintersaat kann ein neuer Zyklus beginnen.

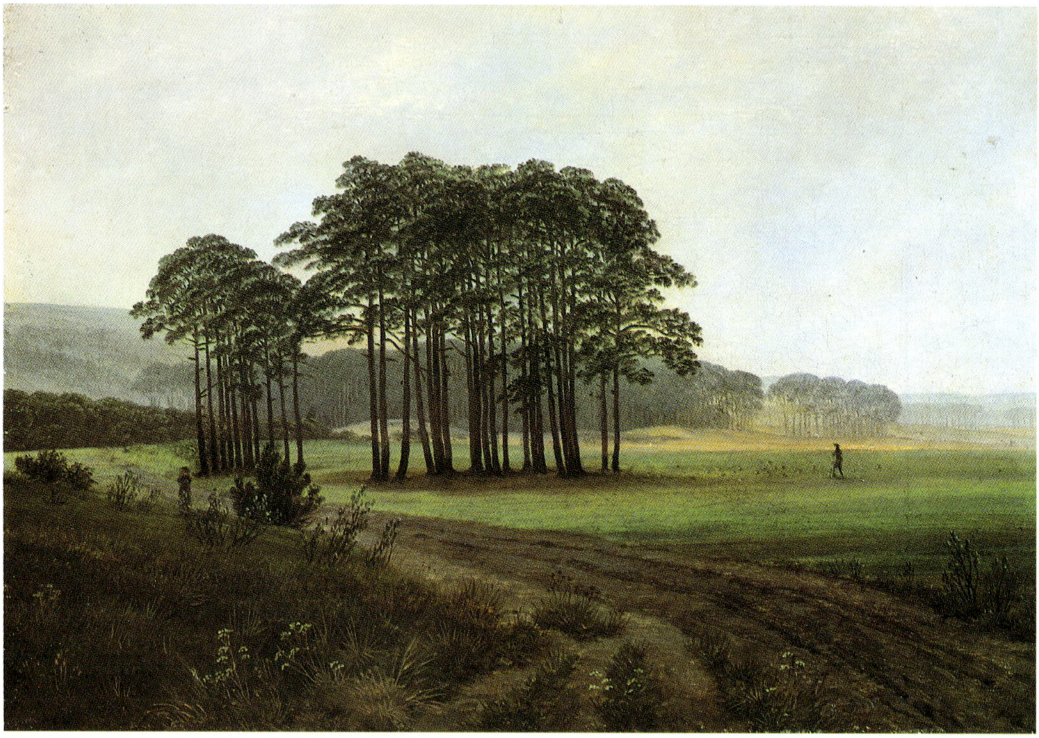

13 *Der Mittag*, 1821
Öl auf Leinwand
22 x 30 cm
Hannover, Niedersächsisches Landesmuseum

Alle Spuren tätigen Lebens sind aus dem letzten Bild der Tageszeiten verschwunden. Der *Abend* (Abb. 12) gehört der Kontemplation. Zwei Wanderer, der Arbeit mit der Natur nicht zugehörig, fügen sich dieser dennoch organisch ein: Der hinteren Reihe engstehender Kiefernstämme, durch die sie den Sonnenuntergang betrachten, antwortet vorne der lockere Rhythmus einer Kette junger Kiefernbäumchen, von dem auch die beiden Wanderer aufgenommen werden. Es gibt Beschreibungen des Bildes, in denen diese Figuren gar nicht wahrgenommen wurden, der Interpret meinte in ihnen nur Buschwerk zu erkennen. Wie die Menschen sind auch die Bäume in vollkommene Anonymität zurückgetreten. Wie oft hat Friedrich einzelne, charaktervolle »Baumpersönlichkeiten« ins Bild gestellt, wie den *Eichbaum im Schnee* (Abb. 17) gemalt. Noch in den schlanken Kiefernstämmen des

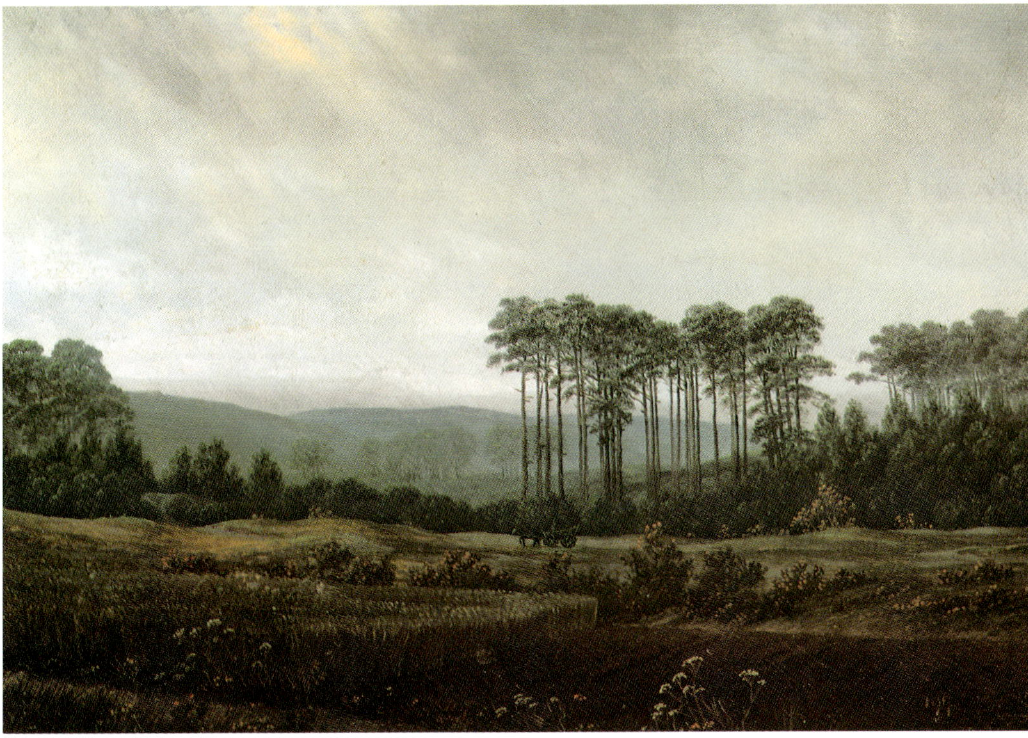

14 *Der Nachmittag*, 1821
Öl auf Leinwand
22 x 31 cm
Hannover, Niedersächsisches Landesmuseum

Nachmittags lebt eine Erinnerung an die Möglichkeit zu individueller Entfaltung, zu eigenem Baumschicksal. Jetzt gibt es nur noch Wald.

Sehr viel komplexer als dieser Tageszeitenzyklus ist der sieben Sepiablätter umfassende Tages- und Jahreszeitenzyklus, der zum Teil 1826, zum Teil 1834 zu datieren ist. Mit diesem in der Hamburger Kunsthalle bewahrten Zyklus hat es seine besondere Bewandtnis. Die Bildidee reicht in die ersten Anfänge von Friedrichs Kunst zurück, wenngleich ihre Realisierung damals auf einen Kern von vier Blättern beschränkt blieb. Schon 1803 entstand die erste Folge von vier Sepiablättern zum Thema Tages- und Jahreszeiten. Friedrich hat sie, mit mehr oder weniger weitreichenden, meist geringfügigen, nur in Einzelfällen gravierenden Veränderungen dreimal wiederholt (1807, 1826 und 1834). Wir dürfen sie also mit gutem Recht als

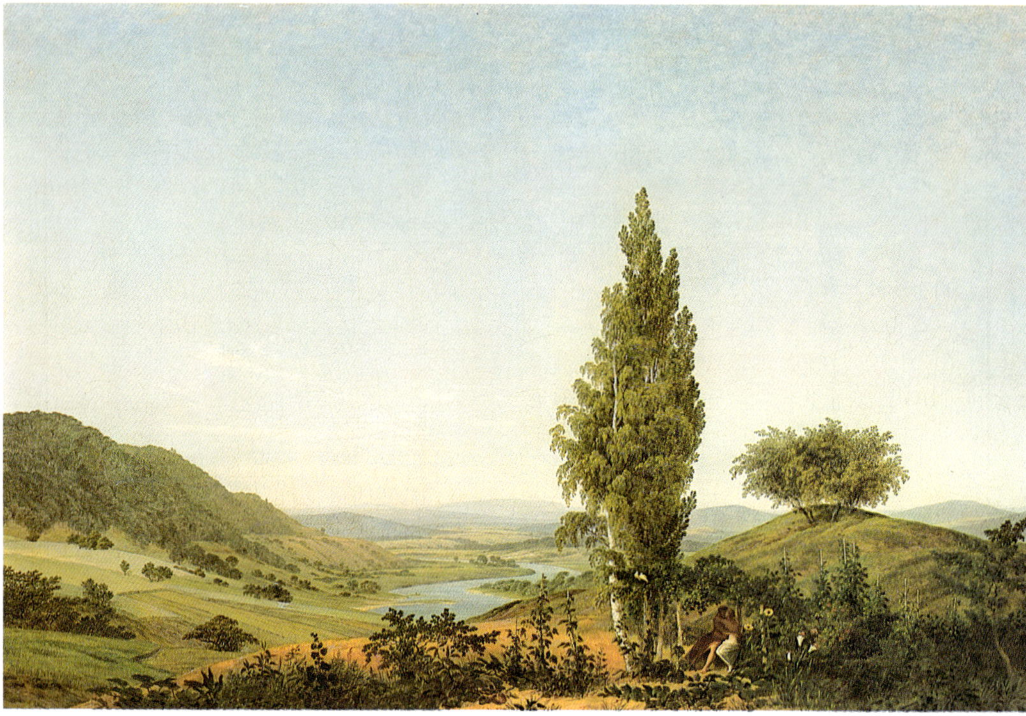

15 *Der Sommer*, 1807
Öl auf Leinwand
71,4 x 103,6 cm
München, Neue Pinakothek

sein erstes und letztes Wort zu diesem zentralen Motiv seines Werkes bezeichnen. Die Kompositionsidee zu einem – 1807 entstandenen – Gemäldepaar wie dem *Sommer* und seinem leider 1931 im Brand des Münchner Glaspalastes zerstörtem Gegenstück *Winter* ist den Formulierungen der betreffenden Blätter in der ersten Fassung der Jahreszeitenfolge entnommen.

Diese mehrfach wiederholte Bildfolge der Natur-Zyklen – von der sich nur die Hamburger, aus zwei fragmentarischen Serien zusammengefügte Version erhalten hat –, ist nicht nur Friedrichs erstes und letztes Wort zu diesem Thema, sie stellt auch seine anspruchvollste Unternehmung auf diesem Gebiet dar. Von Anfang an hat er dabei den Zyklus von Tages- und Jahreszeiten mit den menschlichen Lebensaltern verbunden, und so hat sie auch Gotthilf Heinrich Schubert in seinen ›Ansichten von der Nachtseite der Naturwissenschaft‹ als schicksalhaft bestimmte Stationen des Menschen und zugleich als »Bildungsgeschichte des menschlichen Gemüts« in Parallele zur »Bildungsgeschichte unserer Natur« gedeutet.

Als Caspar David Friedrich sich diese Bildfolge 1826, also fast ein Vierteljahrhundert nach ihrer ersten Formulierung, erneut vornahm, hat er sie entscheidend erweitert. Er empfand die Notwendigkeit, über die gebräuchliche, aber als zu simpel und unreflektiert erkannte Gleichsetzung der Tages- und Jahreszeiten mit den Lebensstadien hinauszugehen, wollte er in ihrer Darstellung seinem Glauben gerecht werden und nicht nur sche-

16 *Der Winter*, 1807-08
Öl auf Leinwand,
73 x 106 cm
ehem. München, Neue Pinakothek, 1931 verbrannt

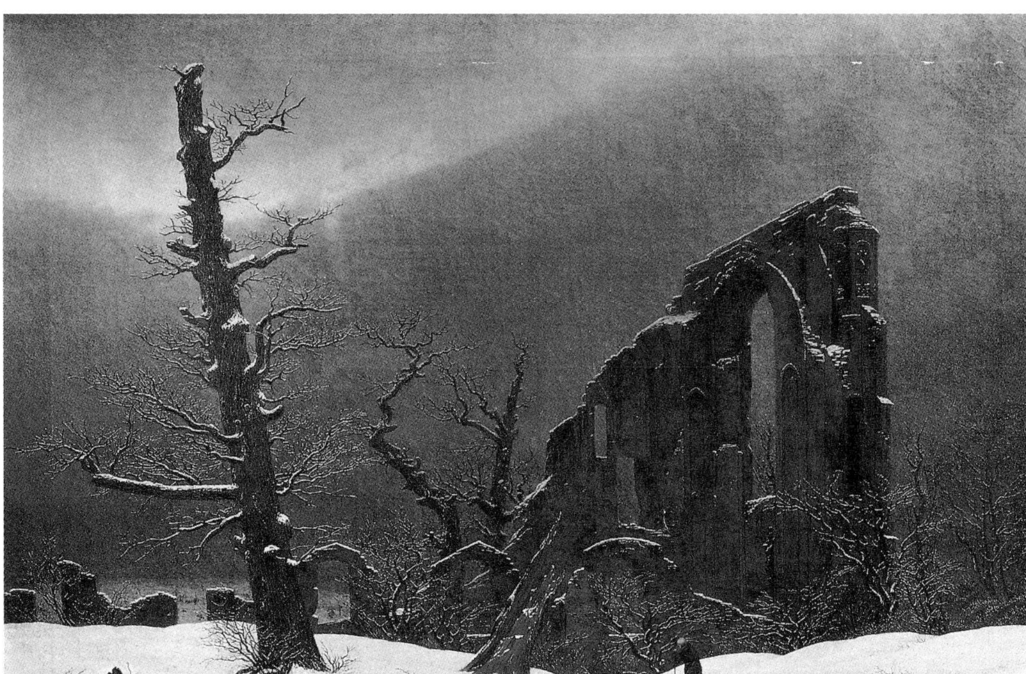

matisch den Kreislauf der Natur mit den Lebensaltern der Menschen zur Deckung bringen. Genauer als in früheren Jahren sah er jetzt das schon immer geahnte Dilemma: Das menschliche Dasein fügte sich nur sehr bedingt in die Zyklen der Natur. Da blieb immer ein unauflöslicher Rest, der dem Künstler keine Ruhe ließ. Indes in der Natur auf jeden Winter ein neuer Frühling folgt, erwartet der Mensch nach dem Stadium des Alters den Tod. Er darf darauf hoffen, daß seiner Seele Unsterblichkeit beschieden sein und sich ihr eine jenseitige Welt öffnen wird – einen neuen Frühling kann es auf unserer Erde für ihn so wenig geben wie eine zweite Jugend. Der Glaube an einen Zyklus von Wiedergeburten – wie ihn die indischen Religionen als Karma kennen – ist Friedrich ganz fremd, und Cranachs Gedanke an einen mit magischer Wirkung ausgestatteten Jungbrunnen, der von gebrechlichen alten Weiblein aufgesucht wird, um demselben dann wieder als strahlende Jungfrauen in der Blüte ihrer Jahre zu entspringen, muß ihm (so er ihn denn gekannt hat) als läppische Spielerei erschienen sein.

Wie aber ließen sich dann der Zyklus der Tages- und Jahreszeiten und das Schicksal des Menschen in einer Bildfolge überzeugend zusammenbringen? Friedrich fand die Lösung, indem er das klassische Quartett der vier Stationen ›Morgen/Frühling/Kindheit,‹ ›Mittag/Sommer/Erwachsenwerden,‹ ›Nachmittag/Herbst/Reife‹ und ›Abend/Winter/Greisenalter‹ durch drei weitere Darstellungen einfaßte und so auf die genannte Zahl von sieben Sepiablättern kam. Diese drei zusätzlichen Blätter versuchen

17 *Eichbaum im Schnee,* um 1829
Öl auf Leinwand
71 x 48 cm
Berlin, Nationalgalerie

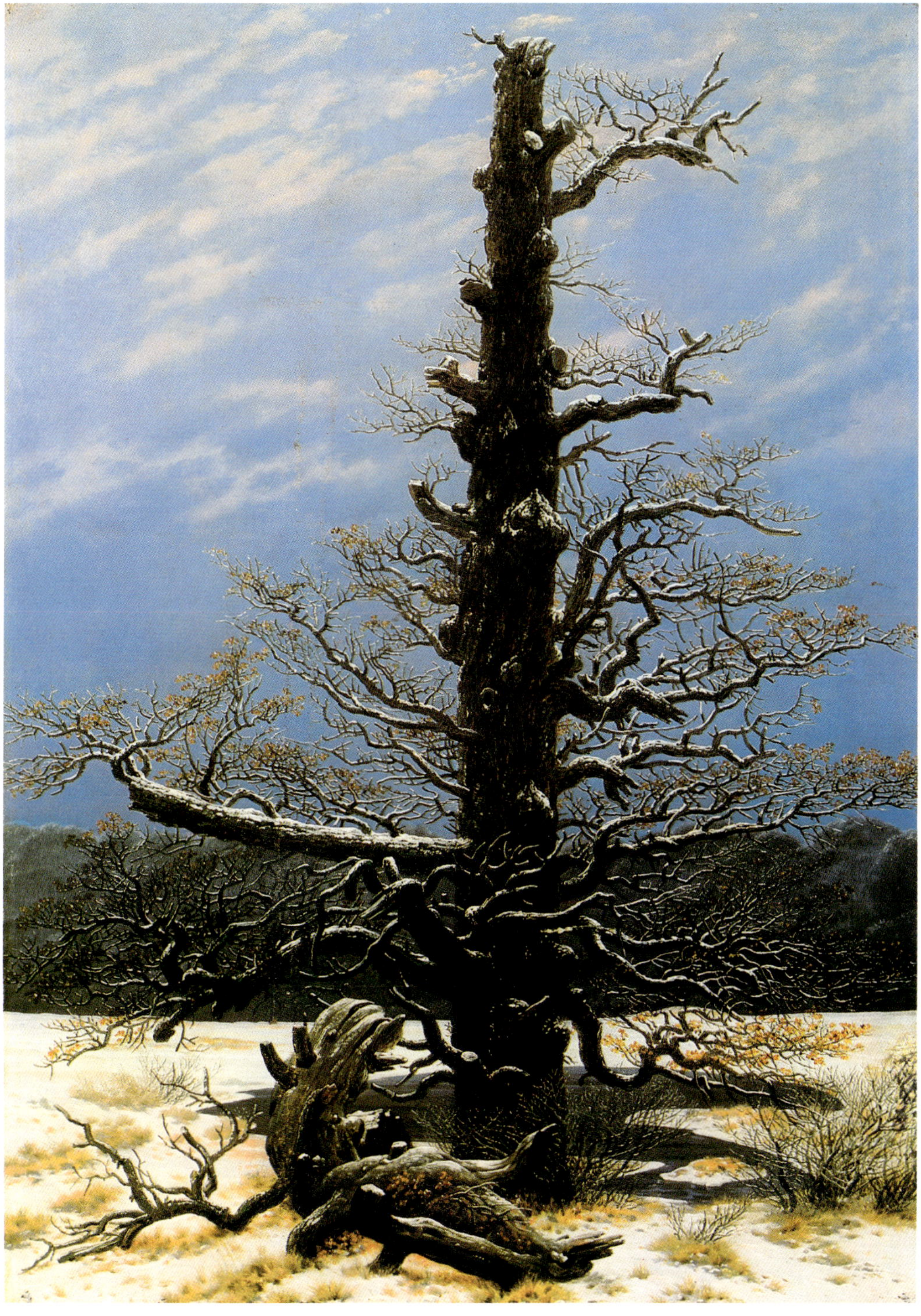

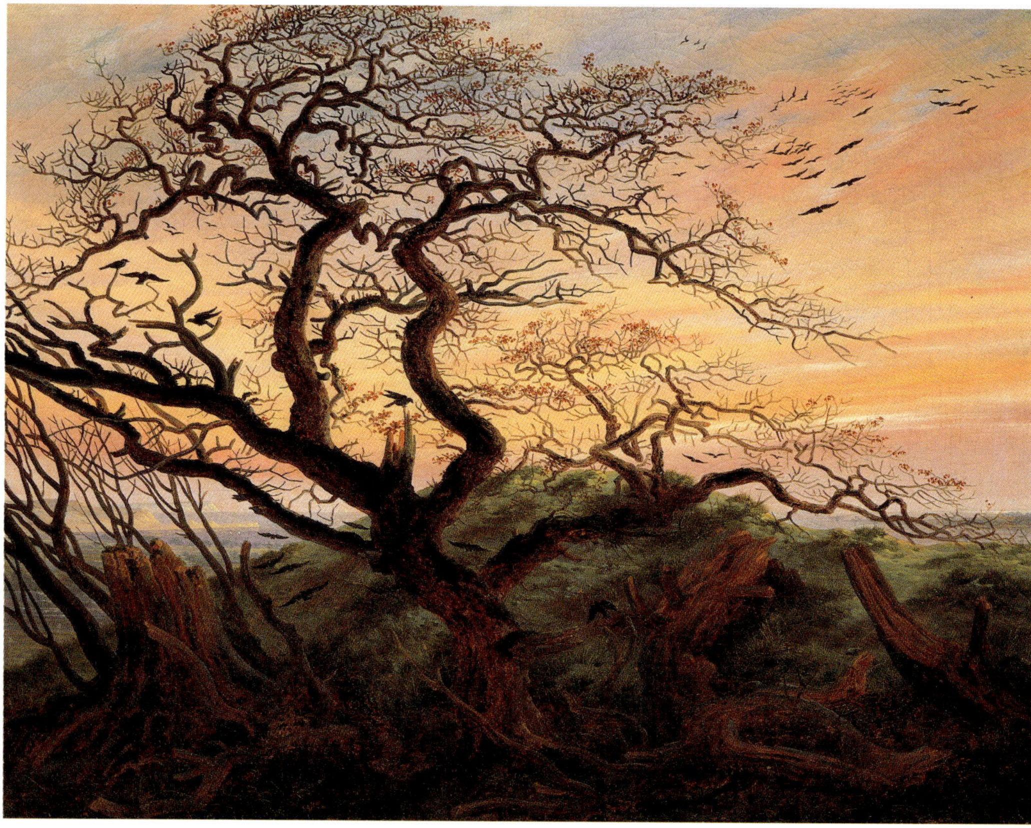

die Frage nach dem Vorher und Nachher zu beantworten: woher kommen wir, wohin gehen wir? Was ist vor unserer Geburt, bevor wir zur Welt kommen – und was ist nach dem Tode, was erwartet uns, wenn wir nicht mehr der irdischen Welt angehören? Mit diesen drei die Tages- und Jahreszeiten wie die Lebensalterdarstellungen rahmenden Blättern wollte Friedrich die irdische Sphäre transzendieren und im Jenseitigen verankern.

So hat er dem Bild von Frühling und Kindheit den *Schöpfungsmorgen* (Abb. 19) über den leeren Wassern vorangestellt, deren Wellengang flüchtige kleine Schaumkronen hervorbringt – eine erste Geburt und zugleich Sinnbild von Ewigkeit und Vergänglichkeit vor aller Geschichte. Mit dem Aufgang der Sonne sind Licht und

18 *Rabenbaum*, um 1822
Öl auf Leinwand
54 x 71 cm
Paris, Louvre

Finsternis voneinander geschieden, und wir wissen, daß mit der Erschaffung der Natur, mit Himmel und Erde, mit Land und Meer, auch schon der Mensch konzipiert ist. So imaginiert Friedrich den Anfang der Zeiten, und er läßt den Lebensstationen dann noch zwei weitere Bilder folgen, die wir als Tod und Auferstehung interpretieren dürfen. Der in Mondlicht getauchten winterlichen Ruinenszene, in der das Greisenalter sich schon zur Friedhofsruhe rüstet (*Winter*, Abb. 23), der letzten Lebensstation also, folgen noch zwei weitere Zeichnungen: die *Skelette in der Tropfsteinhöhle* (Abb. 24), von eisigem Mondschein erhellt, schließlich die Heimkehr der Seelen in himmlische Gefilde (*Auferstehung*, Abb. 25), sinnbildlich erfaßt in den beiden Engeln über dem Wolkenmeer, in Anbetung des ewigen Lichts. Nicht hier auf Erden also, erst im Jenseits schließt sich der Kreis.

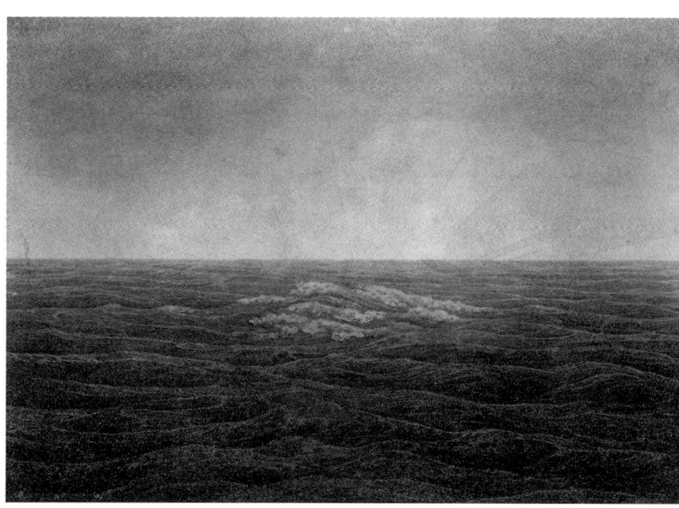

19 *Meer mit aufgehender Sonne (Schöpfungsmorgen)*, 1826
Sepia, Bleistift
18,7 x 26,5 cm
Hamburger Kunsthalle

IV.

Wollen wir allein vom künstlerischen Standpunkt urteilen, dann dürfen wir Friedrichs Hamburger Jahreszeiten- und Lebensalterzyklus gewiß nicht als die reifste und anrührendste Gestaltung des ihn lebenslang beschäftigenden Themas der »vier Zeiten« nehmen. Zu sehr scheint uns dieser Zyklus gedanklich überfrachtet, zuviel an metaphorischen Anspielungen in ihn hineingepackt.

Doch ist noch eine andere, stärker inhaltlich bestimmte Sicht auf unseren Zyklus erlaubt. Sie wird uns zeigen, daß gerade in der Überfülle allegorischer Verweise ein Schlüssel zu Friedrichs Gedankenwelt und damit auch zu seinen anderen, sich einfacher gebenden Gestaltungen des gleichen Themas bereitliegt. Selten erweisen sich die Reflektionen des Künstlers über Zeit und Ewigkeit tiefsinniger als in der Folge der Hamburger Sepiablätter. Deshalb sei der Versuch gestattet, stichwortartig zusammenzustellen, was alles Friedrich an Vorstellungen hier miteinander verknüpft und welcher von Bild zu Bild abgewandelten Chiffren er sich dabei bedient hat.

Die wichtigste, alles verbindende bildhafte Metapher scheint mir das Wasser zu sein. Im ersten Blatt erscheint das Meer als Ursprung aller Dinge und Wesen. Der *Frühling* (Abb. 20) führt uns an eine Quelle und einen schmalen, ihm entspringenden Rinnsal, das zum stetig wachsenden Wasserlauf wird. Im *Sommer* (Abb. 21) ist aus dem Bach ein Fluß, im *Herbst* (Abb. 22) aus dem Fluß ein Strom geworden. Der Friedhof im *Winterbild* (Abb. 23) grenzt an das offene Meer – hierhin kehrt alles Leben zurück. Im Blatt mit den Skeletten, das den Blick aus dem

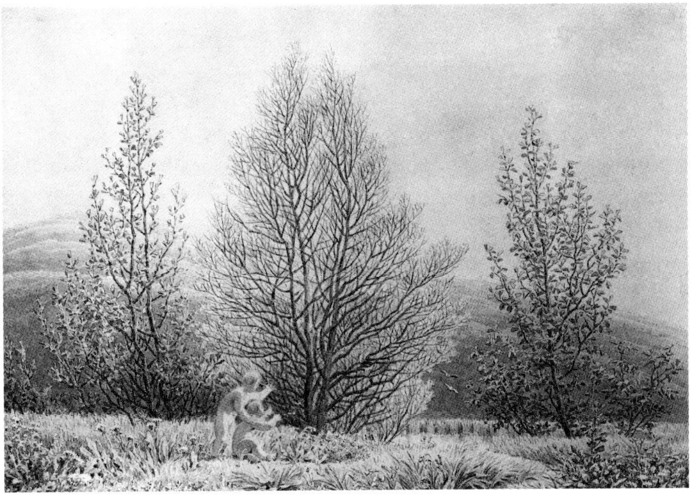

20 *Frühling*, 1826
Sepia, Bleistift
19,1 x 27,3 cm
Hamburger Kunsthalle

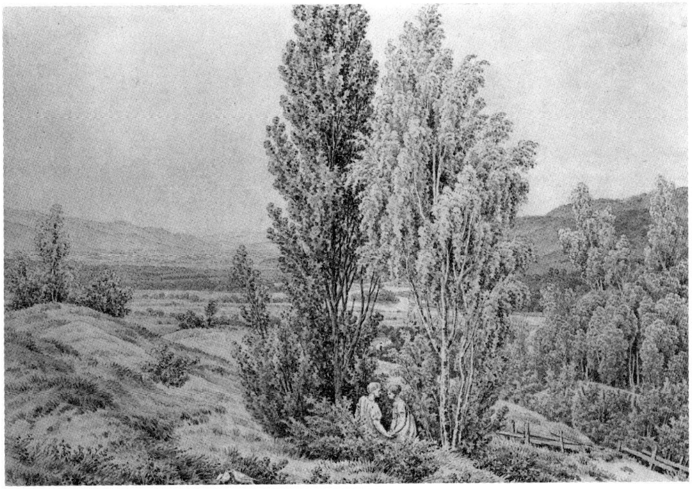

21 *Sommer*, 1826
Sepia, Bleistift
19 x 27,1 cm
Hamburger Kunsthalle

Inneren einer Tropfsteinhöhle wiedergibt, ist alles zu Eis erstarrt, indes sich im Wolkenmeer das verdunstete Wasser aufs Neue sammelt, um wieder auf die Erde zu fallen.

Die noch weglose Natur zeigt sich uns im *Frühling* bei aufgehender Sonne mit hundert Himmelsschlüsseln und anderen Frühlingsblumen auf einer blühenden Wiese, die von zarten Büschen und Sträuchern eingefaßt ist. Von drei jungen Bäumchen ist das mittlere noch unbelaubt, die anderen treiben erste Blätter, der Himmel ist klar.

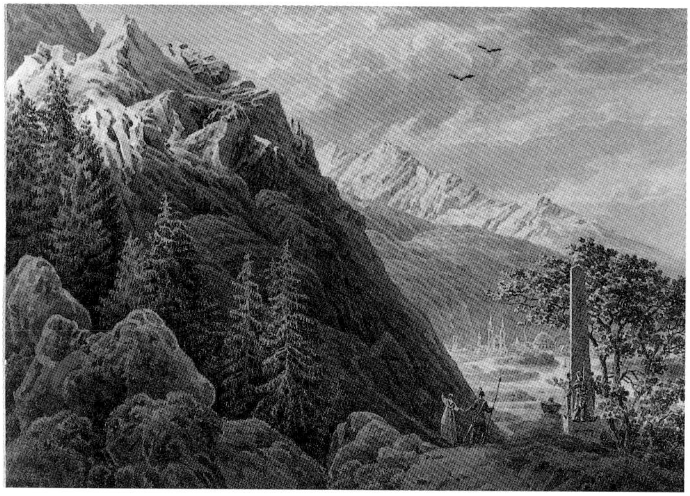

22 *Herbst (Gebirgslandschaft)*, 1834
Sepia, Bleistift
19,1 x 27,5 cm
Hamburger Kunsthalle

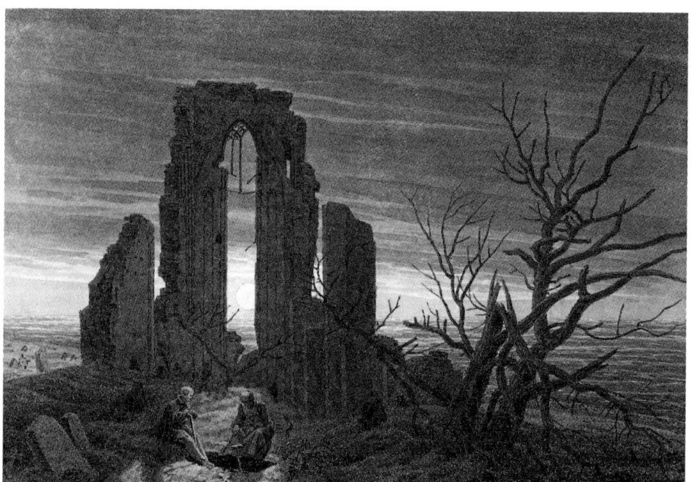

23 *Winter (Kirchhof am Meer)*, 1834
Sepia, Bleistift
19,2 x 27,5 cm
Hamburger Kunsthalle

Im *Sommer* markiert ein Zaun den schmalen Weg, Lilien, Rosen und Sonnenblumen blühen und suggerieren Unschuld, Liebe und Gottessehnsucht. Birke und Pappel stehen hochgewachsen eng beisammen als wollten sie das Liebespaar, das in ihrem Wurzelgrund geborgen sich an den Händen hält, beschirmen. Die Sonne befindet sich im Zenith, der Himmel bedeckt sich allmählich mit Wolken.

Aus der lieblichen Sommerlandschaft mit ihren sanften Hügeln versetzt uns der *Herbst* in die Felsenwelt des

Hochgebirges – hier teilt sich im Abendlicht unter wolkenverhangenem Himmel der steinige Bergpfad in einen schmalen Weg zur linken, der in die Berge zurückführt, und in der Bildmitte in den breiteren Abstieg ins Tal, über dem eine Eiche wacht – indes der Felsenwelt eine Gruppe von Fichten zugeordnet ist.

Im *Winter* gibt es nur noch den Weg, den der durch das leere Fenster der Kirchenruine einfallende Mond auf die Friedhofserde zeichnet, die Bäume sind erstorben, im ersten Frost ist das Laub abgefallen, ein Stamm ist geborsten und hängt geknickt herab.

Durch alle vier Stationen unserer Bildfolge – und schließlich bis in die fünfte, die Todeszone vor dem Eintritt in die Felsenhöhle – begleiten wir ein Menschenpaar. Im *Frühling* tritt es uns in Gestalt zweier Kinder, die offenbar ihre ersten Schritte machen – und dabei nach Schmetterlingen haschen –, noch nackt entgegen, im *Sommer* finden wir es in leichter Kleidung mit kurzen Ärmeln, im *Herbst* trägt die Frau, die dem Mann die Hand zum Abschied reicht, ein langes Gewand und er eine respektheischende Uniform, im *Winter* sind die beiden alten Leute in schwere Mäntel gehüllt. Die Skelette vor der Tropfsteinhöhle sind dann wieder unbedeckt, nackt.

Der *Frühling* führt uns in eine unberührte Natur, in der es keine Spuren menschlicher Tätigkeit gibt. Im *Sommer* stoßen wir über dem Liebespaar in der Laube unter Pappel und Birke auf die Giebel von Häusern, im *Herbst* erwartet den wandernden Soldaten, der sich ins Tal wendet, hinter dem Strom am Fuß der Berge, eine imposante Stadt mit Türmen und Kuppeln, im *Winter* deutet die verfallene Kirche – deren Vorbild wir in der Klosterruine Eldena bei Greifswald sehen dürfen – auf eine historische Spätzeit.

Schon im *Herbst* gab es Zeichen, daß es mit der friedvollen Welt von *Frühling* und *Sommer* vorbei ist. Der Mann, gegürtet mit Degen, behelmt und die Lanze in der Hand, ist leicht als Krieger zu erkennen; das Denkmal zu seiner rechten, ein figurenbesetzter Obelisk, erinnert an Waffentaten in vergangenen Feldzügen. Im *Herbst* sind die beiden Menschen dabei, sich zu trennen, ihn zieht es zu seinen Pflichten in die Stadt, sie möchte ihn nicht zu kriegerischen Taten begleiten und nimmt den schmalen Pfad in die Einsamkeit, auf dem es so schwer ist, die Balance zu halten. Am Abend ihres Lebens, im *Winter* sind sie wieder vereint. Sie haben das offene Grab, das sie aufnehmen soll, selbst gegraben, der Mann stützt sich noch auf die Schaufel. Sie sind mit ihrem Schicksal versöhnt und bereit den Tod anzunehmen. War im *Frühling* alles Natur – und der Mensch ein Teil von ihr – so scheint für Friedrich im *Winter* der Tod des Menschen untrennbar mit dem Tod der Natur verbunden.

Und ist es doch nicht. Denn da ist dieser vom Mondlicht (manche Interpreten haben in ihm das Licht der untergehenden Sonne erkennen wollen)[2] beschriebene Weg, der zu dem Greisenpaar am Rand der Grube führt. Mit ihm vermag Friedrich die doppelte Bestimmung des Menschen anzudeuten. Indes sein Leib ins Grab sinken wird, führt

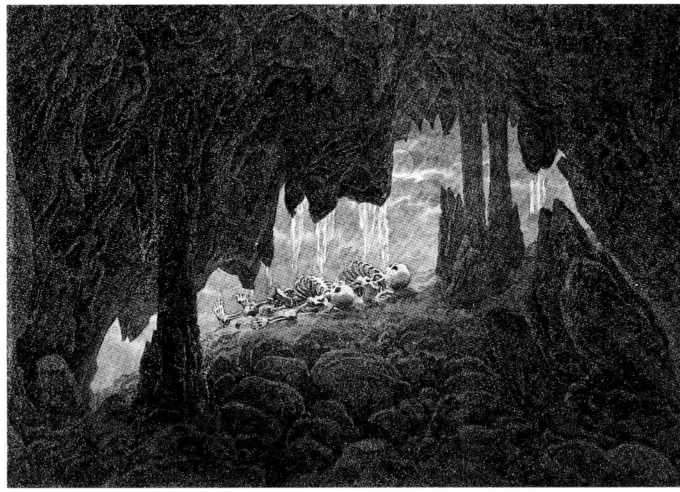

24 *Skelette in der Tropfsteinhöhle (Der Tod)*, 1834
Sepia, Bleistift
18,8 x 27,5 cm
Hamburger Kunsthalle

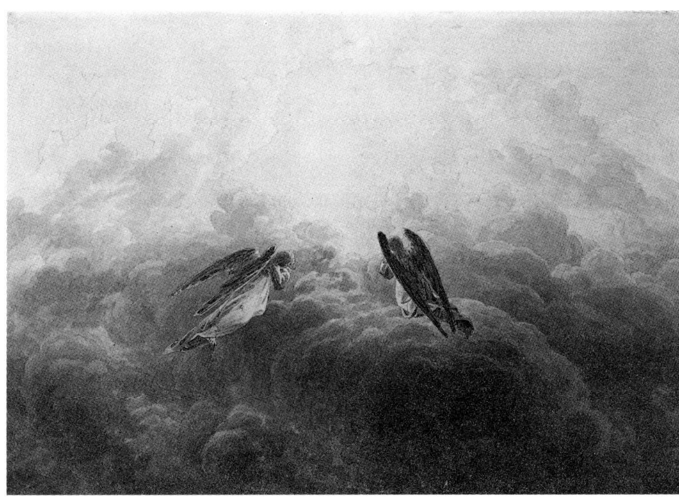

25 *Engel in Anbetung (Auferstehung)*, 1834
Sepia, Bleistift
18,5 x 26,7 cm
Hamburger Kunsthalle

ihn die Lichtspur durch das Fenster der Kirchenruine hinaus ins Freie, hinaus aufs offene Meer. Dieses Meer ist das gleiche wie am ersten Schöpfungsmorgen. Noch einmal schließt sich der Ring. Noch einmal kann Caspar David Friedrich zeigen, wie sich die unterschiedlichen Zyklen schließlich doch zu decken vermögen.

V.

Macht es die Fülle sinnbelasteter Einzelheiten im Hamburger Sepiazyklus zuweilen schwierig, das Ganze der Bildkonzeption aufzunehmen, so überzeugen die dem Wechsel der Jahreszeiten gewidmeten Bildpaare wie *Der einsame Baum* und *Mondaufgang am Meer* in der Nationalgalerie Berlin oder die beiden Ansichten der *Gebirgigen Flußlandschaft* (Abb. 26a und b) in der Neuen Galerie in Kassel durch ihre augenscheinliche Einfachheit. Sie sind darum nicht weniger tiefsinnig. Ihr Bildgehalt ist nicht weniger profund und komplex als jener der Hamburger Blätter, doch konnte ihn Friedrich hier restlos in künstlerische Form übersetzen.

Über den *Einsamen Baum* (eine Morgenlandschaft) und sein abendliches Pendant, den *Mondaufgang am Meer*, wird später noch ausführlich zu sprechen sein. Wir wollen uns zunächst der *Gebirgigen Flußlandschaft* zuwenden. Ich zögere nicht, dieses Bildpaar zu den glücklichsten Lösungen zu rechnen, die Friedrich in seinem Leben für die Darstellung des Spannungsfeldes zwischen Morgen und Abend, Tag und Nacht gefunden hat. Es ist, als hätte Friedrich am Ende seines Weges – die *Flußlandschaft* ist zwischen 1830 und 1835 gemalt worden – hier die Summe seiner lebenslangen Bemühung um die Zyklen von Natur und menschlicher Existenz ziehen können. Er hat dies auf eine scheinbar ganz einfache, alle spektakulären Einzelheiten zurücknehmende Weise getan und dabei dennoch alles ausgesprochen – oder wenigstens angedeutet – was er zu sagen hatte. Man muß sich nur die Zeit nehmen, es zu lesen.

Bei *Gebirgige Flußlandschaft* handelt es sich um eine sogenannte Transparentmalerei, ausgeführt in Aquarell und Tempera auf Papier. Hinter dem Bild mußte in einem abgedunkelten Raum eine Lichtquelle installiert werden, damit das Gemälde in Erscheinung treten konnte. Friedrich liebte die Transparentmalerei, weil sie ihm – wie der russische Dichter W. A. Shukowski, der ihn in den zwanziger und dreißiger Jahren mehrfach in Dresden besuchte, berichtet – ermöglichte, »die Materialität der Farbe aufzuheben«. Abweichend von den anderen Transparentmalereien Friedrichs handelt es sich hier um ein Doppelbild – das heißt, der Bildträger wurde beidseitig bemalt. Die Morgenstimmung (Abb. 26a), die sich auf der einen Seite zeigt, sollte bei Tageslicht betrachtet werden, hinter der Nachtseite wünschte sich Friedrich – wenn Dunkelheit herrschte – eine Kerze aufgestellt. Wenn die helle Vorderseite beleuchtet ist, bleibt die dunkeltonigere Rückseite ganz unsichtbar. Wenn wir dann um das Bild herumgehen, schimmern auf der von hinten angestrahlten Nachtseite (Abb. 26b) nur wenige Formen durch, die Friedrich in seiner Komposition auf beiden Seiten vollständig zur Deckung gebracht hat (wie die Berghänge links und rechts des Flußbettes, das Boot im Vordergrund, die kleinen Inseln, zwischen denen es hindurchfährt).

Caspar David Friedrich zeigt uns in *Gebirgige Flußlandschaft* in eindringlicher Weise: Morgen und Abend gehören zusammen. Tag und Nacht bilden eine Einheit. Sie sind zwei Seiten derselben Sache. Im Morgen blickt der Betrachter ins Licht der hinter Wolken stehenden

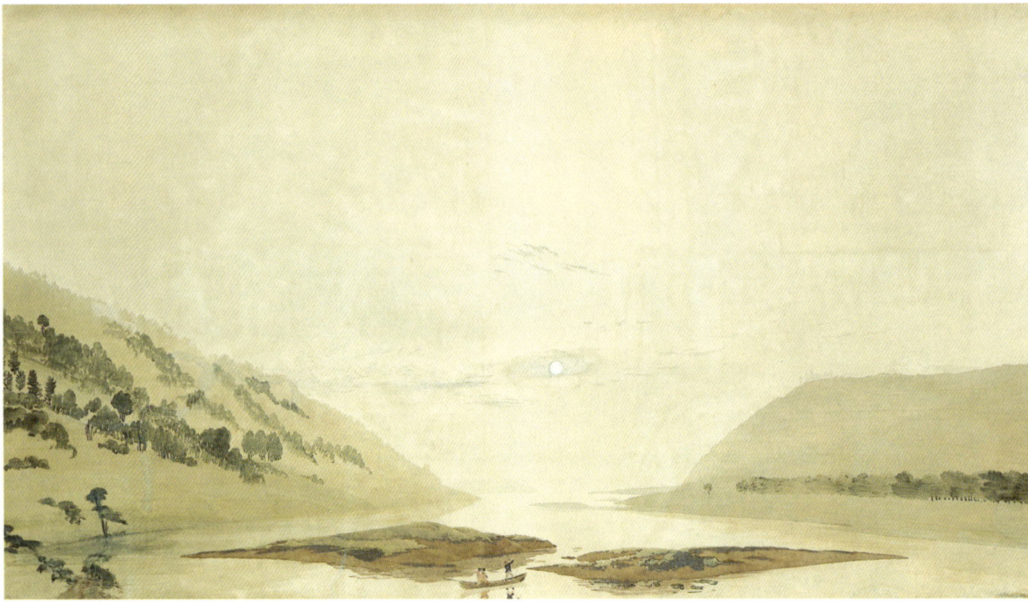

26a, 26b *Gebirgige Flußlandschaft (Elblandschaft bei Dresden)*, um 1830-35
Doppelseitige Transparentmalerei Mischtechnik
76 x 130 cm
Staatliche Museen Kassel, Neue Galerie

Sonne – und sieht gleichsam die Vorderseite der Welt –, bei beginnender Nacht sieht er den aufgehenden Mond vor sich, indes der Wolkenhimmel noch von der untergehenden Sonne gerötet wird und in mildem Glanz erstrahlt. So bietet die Rückansicht kein reines Nachtbild, sondern stellt uns den Übergang vom Abend zur Nacht vor Augen, und wir sollten wohl genauer von einem Spätabendbild sprechen.

Friedrich hat dem auf einem Bildträger vereinigten Doppelbild eine tiefsinnige Deutung mitgegeben, die es wert ist, näher untersucht zu werden. Was will er uns sagen? Wir kommen seiner Botschaft am ehesten auf die Spur, wenn wir Tag- und Nachtseite, Morgen- und Abendansicht einander konfrontieren.

Am ›Morgen‹ richtet sich der Blick auf das Naheliegende. Alles im Vordergrund ist deutlich gezeichnet – links die Bäume, die über die Uferböschung den Hügel hinaufklettern, in der Bildmitte das Boot mit zwei sitzenden Frauenfiguren und einem aufrecht stehenden Mann,

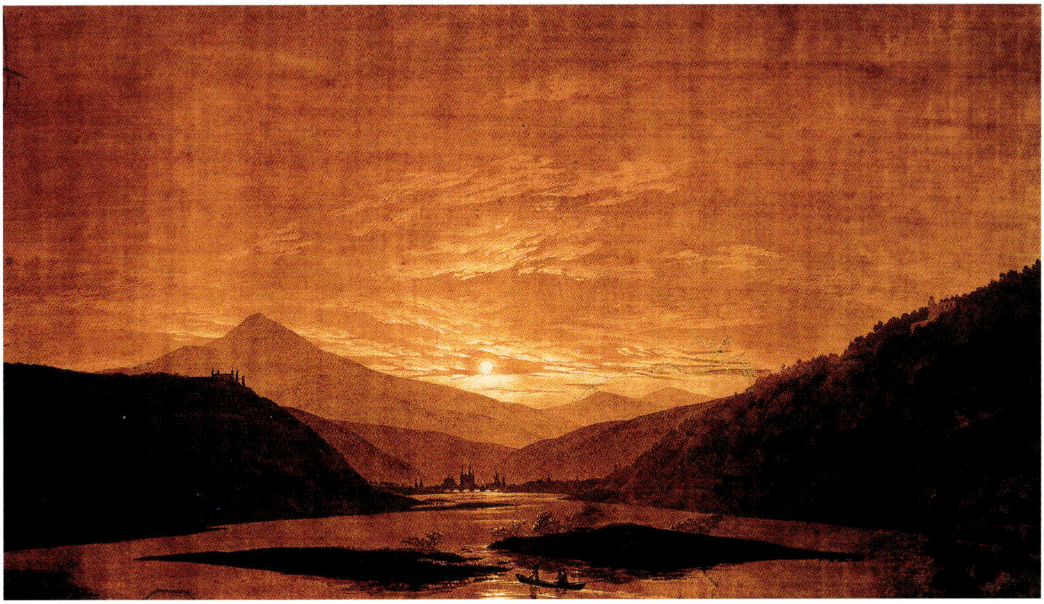

wie die beiden kleinen Inseln, die wir als überwachsene Anschwemmungen, Erd- oder Sandbänke bezeichnen möchten. Hinter den Inseln verengt sich der Flußlauf trichterförmig zwischen den Berghängen. Wir wissen nicht, wie es weitergeht. Der Hintergrund ist offen, ungewiß, von Nebel und Lufttrübung verdeckt, unser Auge kann ihn nicht durchdringen.

Am ›Abend‹ ist der Vordergrund ins Dunkel zurückgesunken und unwichtig geworden, der Blick konzentriert sich ganz auf den Hintergrund. Dort taucht eine Stadt mit gotischen Kirchtürmen auf (die uns an die Stadt hinterm Strom im Sepiablatt *Herbst* [Abb. 22] erinnert). Sie scheint das ersehnte Ziel der drei Menschen im Boot zu sein, die jetzt nur noch als Schatten wahrnehmbar sind. Hinter der Stadt steigen, mehrfach gestaffelt, Hügelketten und Gebirgszüge auf. Wo einmal alles weit und offen war, ist die Welt nun abgeschlossen. Es ist, als ob der Flußlauf hier nicht weiterginge. Handelt es sich vielleicht bei ihm nicht doch nur um einen See, der hier sein Ende findet? Ist sein

Weg versperrt oder biegt der Fluß an der Stadt vorbei, um sich irgendwie zwischen den Bergen einen Weg zu suchen? Der linke Berg scheint unerreichbar, unbetretbar – Symbol des Numinosen, des Göttlichen. Der aufgehende Mond spiegelt sich im Wasser – und zieht das Boot in seine Richtung, auf die Stadt zu. Die Ausfahrt, die einmal als Aufbruch ins Ungewisse unternommen wurde, ist zur Heimkehr geworden.

Der ›Morgen‹ zeigt uns die Erwartung – eine helle, noch leere, unentdeckte Welt – auf sie weist die im Boot stehende männliche Figur. Dort liegt die Zukunft. Alles kann auf den offenen Horizont projiziert werden. Alles ist Ahnung des Kommenden.

Am ›Abend‹, im Mondlicht, ist die Welt verwandelt. Was Ahnung war, ist Realität geworden – und hat doch den Charakter der Vision behalten – wie die Stadt, der Berggipfel, der überirdisch leuchtende Himmel. Der Preis, der dafür zu zahlen ist, wird genannt: alles ist begrenzt, die Welt ist an ein Ende gelangt.

Der ›Morgen‹ sagte uns: die Welt ist undurchdringlich. Sie mag unendlich sein – für uns ist sie jedenfalls nicht auszumessen. Der ›Abend‹ bedeutet: alles ist sichtbar geworden. Die Welt wird durchsichtig. In der Stunde der Dämmerung zwischen Abend und Nacht zeigt sie sich uns augenblickslang in ihrer ganzen Fülle.

Aufbruch und Heimkehr, Offenheit und Begrenzung, Unendlichkeit und Vollendung, Erwartung und Erfüllung – da klingen Gedanken des Novalis an, wie sie uns aus den ›Lehrlingen von Sais‹ und dem ›Heinrich von Ofterdingen‹ vertraut sind. Vor Friedrichs *Gebirgiger Flußlandschaft* versteht man das Wort Ludwig Tiecks, der, seines Freundes Novalis‘ gedenkend, als erster die Nähe seiner Gedanken zu den Werken Friedrichs betonte: »So erinnerte ich mich zum Beispiel eines Streites über die Landschaftsmalerei, in welchem ich seine Ansicht nicht fassen konnte, die aber nachher aus eigenem reichen poetischen Gemüt der vortreffliche Landschaftsmaler Friedrich in Dresden großenteils wirklich gemacht hat.«

Vielleicht darf an dieser Stelle, in Anschauung der Nachtseite der *Gebirgigen Flußlandschaft*, auch noch an einen anderen Namen erinnert werden, dessen mystisch-pantheistische Gedanken die gleiche Welt beschwören, die Friedrich gemalt hat, an Jakob Böhme (1575–1624): »Wenn du die Tiefe und die Sterne und die Erde ansiehst, so siehst du deinen Gott, und in demselben lebest und bist du auch... und aus demselben Gott hast du auch deine Sinne und bist eine Kreatur aus ihm und in ihm, sonst wärest du nichts...«

VI.

Wenn der Hamburger Zyklus den Bogen von den Tages- und Jahreszeiten zu den menschlichen Lebensaltern geschlagen hatte – und dabei auch das Thema der Transzendenz anklingen ließ –, so verbindet das Bildpaar *Der einsame Baum (Dorflandschaft bei Morgenbeleuchtung)* (Abb. 27) und *Mondaufgang am Meer* (Abb. 28) die Tageszeiten mit der menschlichen Geschichte und der zeitgenössischen politischen Realität.

Eine solche Behauptung mag überraschen und bedarf der näheren Erläuterung. Nichts deutet auf den ersten Blick auf eine geschichtliche oder gesellschaftliche Dimension dieser Bilder, die wir zunächst nur als »reine«, stimmungshaft angelegte Landschaften ohne »tiefere Bedeutung« aufzunehmen bereit sind. Ja, selbst die Beziehung zwischen den beiden Gemälden scheint bei oberflächlicher Betrachtung nur darin zu liegen, daß sie das gleiche Format besitzen. Und in der Tat ist im Laufe ihrer wechselvollen Rezeptionsgeschichte, nicht nur das Datum ihrer Entstehung – 1822 – und ihre Benennung, sondern zeitweilig auch ihre Zusammengehörigkeit als ›Morgen‹ und ›Abend‹ vergessen worden.

Der einsame Baum und der *Mondaufgang am Meer* bilden Gegenstücke. Sie sind aufeinander bezogen, auch wenn Friedrich in ihnen die Gegensätze zwischen den beiden Darstellungen ins Extrem gesteigert hat. Dort, am ›Morgen‹, steht das Bild der *Natur* – kulminierend im Baum und den beiden Berggipfeln zu seiner Seite – im Mittelpunkt, hier, am ›Abend‹, ist es der *Mensch* (oder genauer: eine kleine Gruppe von Menschen, die sich auf

28 *Mondaufgang am Meer*
(Ausschnitt)
1822
Öl auf Leinwand
55 x 71 cm
Berlin, Nationalgalerie
(Galerie der Romantik)

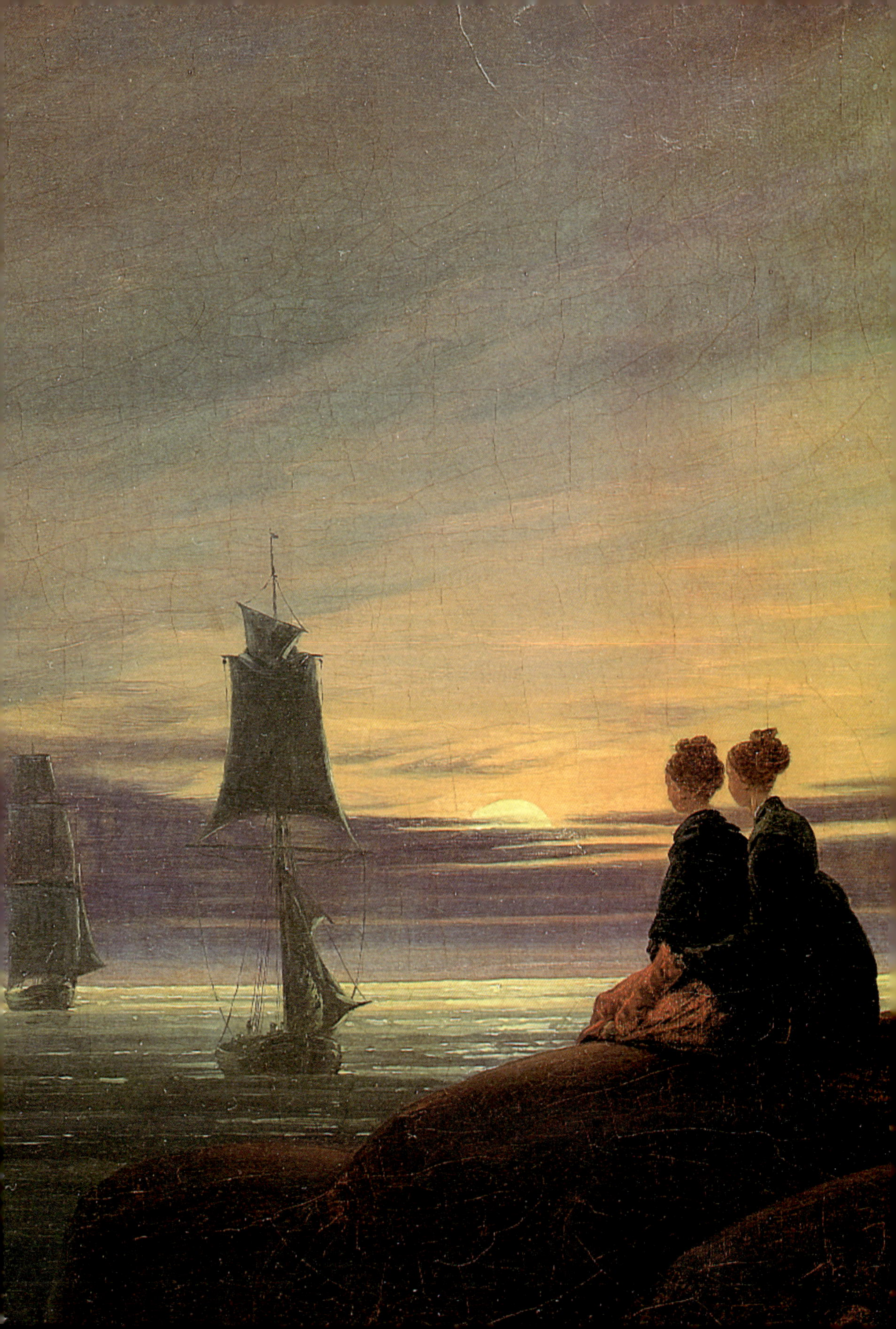

einem Steinblock am Ufer niedergelassen hat und dem Aufgang des Mondes und der Heimkehr der Segler zusieht). Dort begegnen wir einer Vielzahl von Einzelmotiven, hier der Konzentration auf einen Blickpunkt. Dort ist eine Mittelgebirgslandschaft gegeben (eine Ansicht des Jeschkengebirges in Nordböhmen),[3] hier eine Strandszene an der Ostsee bei Stubbenkammer auf Rügen, dort eine von Bergzügen begrenzte Ebene, hier der Ausblick in eine unendliche Ferne. Dort begegnen wir einer allmählichen

27 *Der einsame Baum (Dorflandschaft bei Morgenbeleuchtung)*, 1822
Öl auf Leinwand
55 x 71 cm
Berlin, Nationalgalerie
(Galerie der Romantik)

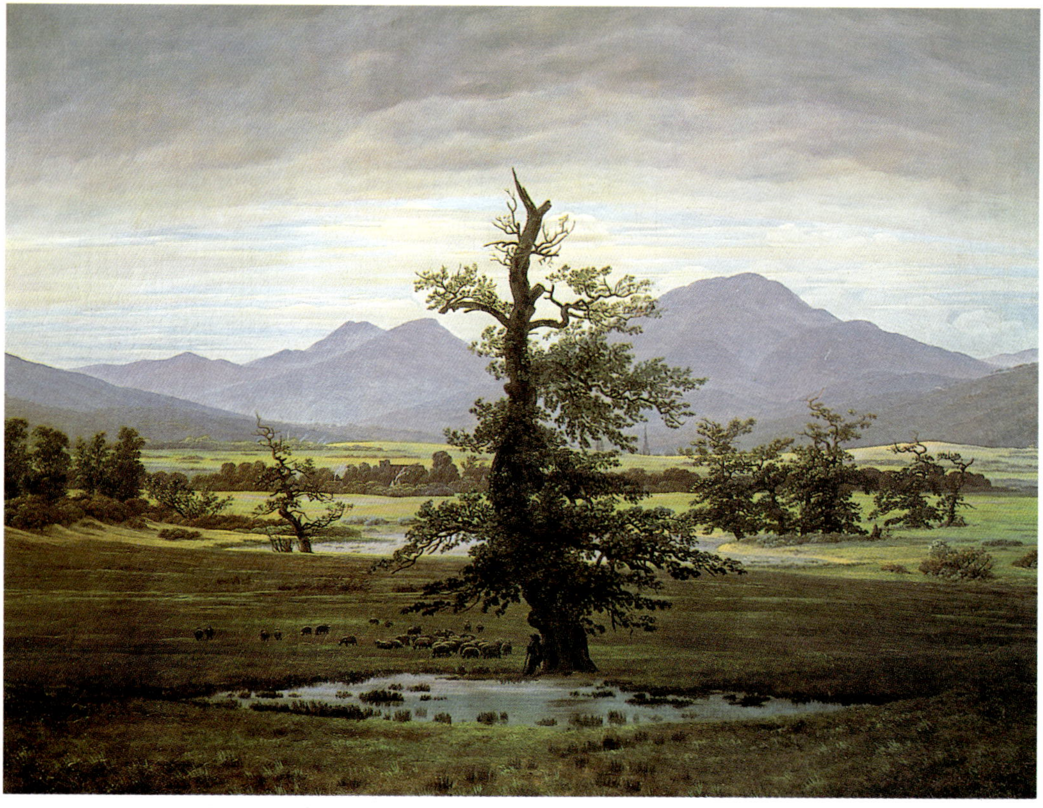

Tiefenerstreckung, hier einem jähen Bruch zwischen Vorder- und Hintergrund. Die Staffagefigur unter dem »einsamen Baum«, der Hirt, ist Teil der Landschaft. Die drei Menschen am Meer sind in ihrer Kleidung als Städter gekennzeichnet, Fremdlinge in der Natur.

Es ist die Kleidung dieser drei Figuren, die uns einen ersten Schlüssel zu dem gibt, was uns Caspar David Friedrich mit diesen beiden Gemälden sagen wollte. Es handelte sich bei ihr um die sogenannte altdeutsche Tracht,

28 *Mondaufgang am Meer*, 1822
Öl auf Leinwand
55 x 71 cm
Berlin, Nationalgalerie
(Galerie der Romantik)

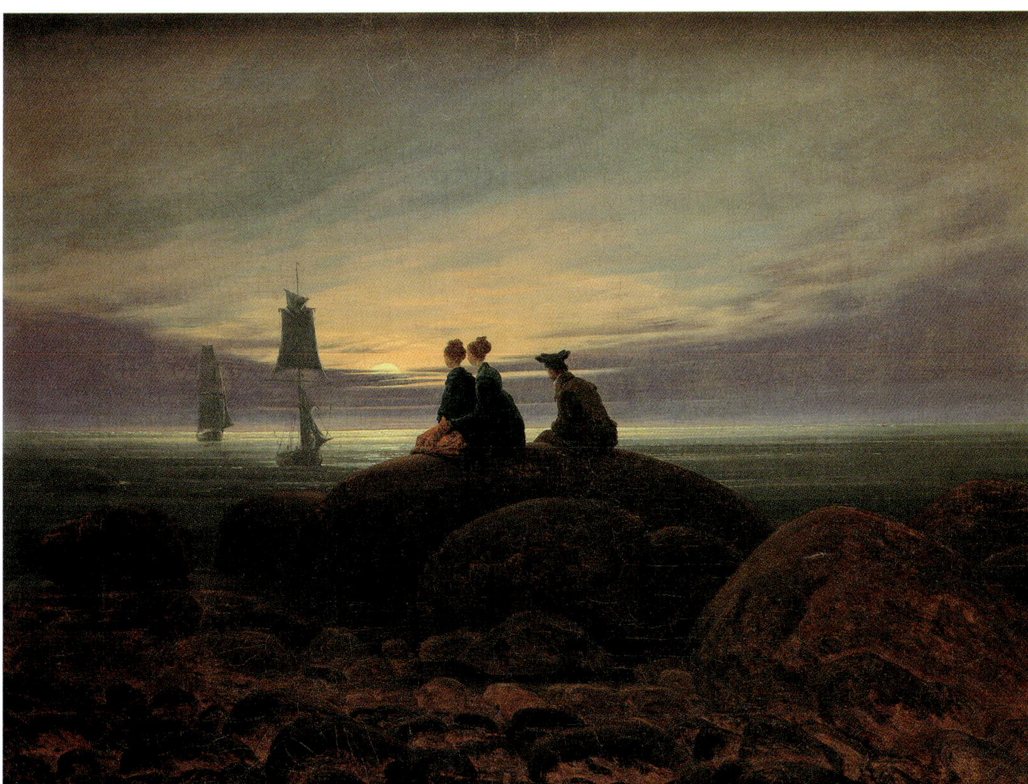

deren wohl typischste Kennzeichen beim Mann das Barett – im Gegensatz zum Zylinder des Philisters – und ein weiter Umhang in der Art des Radmantels ist.

Friedrich liebte die Verschlüsselung. Er wollte vieldeutig sein, offenlassen, sich mit Andeutungen und Hinweisen begnügen. Darum gilt es bei ihm auch die kleinsten Hinweise ernstzunehmen und ihnen nachzugehen. Durch die zentrale Positionierung der Figuren am Strand akzentuiert er auch ihre Kleidung – die altdeutsche Tracht.

Diese Kleidung, der wir in den nach 1815 entstandenen Bildern Friedrichs regelmäßig begegnen, ist kein Zufall. Sie charakterisiert die Menschen, die sie tragen. Sie gibt einen Hinweis auf ihre Gesinnung, denn sie umschließt ein politisches Bekenntnis – das Bekenntnis zu den sogenannten Demagogen, jenen aus den Burschenschaften hervorgegangenen, bürgerlich-liberal, antifeudal, antirestaurativ und zugleich streng national gesinnten Kräften, die sich damals – vor allem nach dem Mord an Kotzebue durch den Studenten Sand und den darauf folgenden restriktiven Karlsbader Beschlüssen von 1819 – zunehmender Verfolgung ausgesetzt sahen.

Mit dem Abgang Napoleons von der Bühne der Weltgeschichte hatten sich gerade in den deutschen Ländern große Hoffnungen verknüpft. Diese Hoffnungen wurden nach 1815, in den Jahren nach dem Wiener Kongreß, auf das bitterste enttäuscht. Die Metternich-Ära war eine Zeit der Restauration, ja der Reaktion. Die alte Kleinstaaterei lebte wieder auf, engherziger und engstirniger denn je. Überall stieß, wer sich bewegen wollte, an Zoll- und

Mautgrenzen. Die Zensur kontrollierte alle Lebensäußerungen bis in den privaten Bereich, bis hin zur Religionsausübung und Kindererziehung. Die ersehnten bürgerlichen Freiheiten schienen in weiteste Ferne gerückt. Wer es dennoch wagte sie einzufordern, sah sich schnell als »Demagoge« an den Pranger gestellt. Schon das Tragen der altdeutschen Tracht als sichtbares Bekenntnis zu reformerischen, liberalen und nationalen Gedanken wurde untersagt. An der Königlichen Sächsischen Akademie in Dresden war es ebenso ausdrücklich verboten wie in Preußen. Jedem Professor, jedem Studenten war diese Tracht verwehrt. So muß es für Friedrich einen heimlichen Triumph bedeutet haben, wenn er »altdeutsch« gekleidete Figuren wie jene, die da den *Mondaufgang am Meer* beobachten, entgegen aller Verbote dennoch in die ehrwürdigen Akademieräume schmuggeln konnte, und sei es eben nur in der Gestalt eines Bildes zu einer Ausstellung.

Und so war es keinesfalls bloß Scherz oder Ironie, wenn Caspar David Friedrich auf die Frage, was es denn mit den beiden *Männern in Betrachtung des Mondes* auf sich habe, einem Besucher antwortete: »Die machen demagogische Umtriebe!« In Zeiten wie jenen konnte schon ein Gespräch über Bäume von der Obrigkeit als Herausforderung begriffen werden. Der ältere der beiden Männer, die auf dem Gemälde von 1819 auf einem Waldweg in Betrachtung des Mondes versunken sind, ist stets als ein Selbstbildnis Friedrichs gelesen worden. Es gibt keinen Grund, diese Identifikation des Künstlers mit dem als

»Demagogen« ausgewiesenen Mann zu bezweifeln. Friedrich sah die Natur mit den Augen der »Demagogen«, und er lud die Betrachter ein, das gleiche zu tun. Das eben ist der Sinn der Rückenfiguren in den Bildern Friedrichs. Friedrich erkannte in der Natur nicht nur die Zeichen göttlichen Wirkens, sie enthielt für ihn auch ein Stück geschichtlicher Verheißung. Was war die Natur anderes als ein Sinnbild des Menschen und seiner Bestimmung im

29 *Zwei Männer in Betrachtung des Mondes*, 1819
Öl auf Leinwand
35 x 44 cm
Dresden, Staatliche Kunstsammlungen, Gemäldegalerie

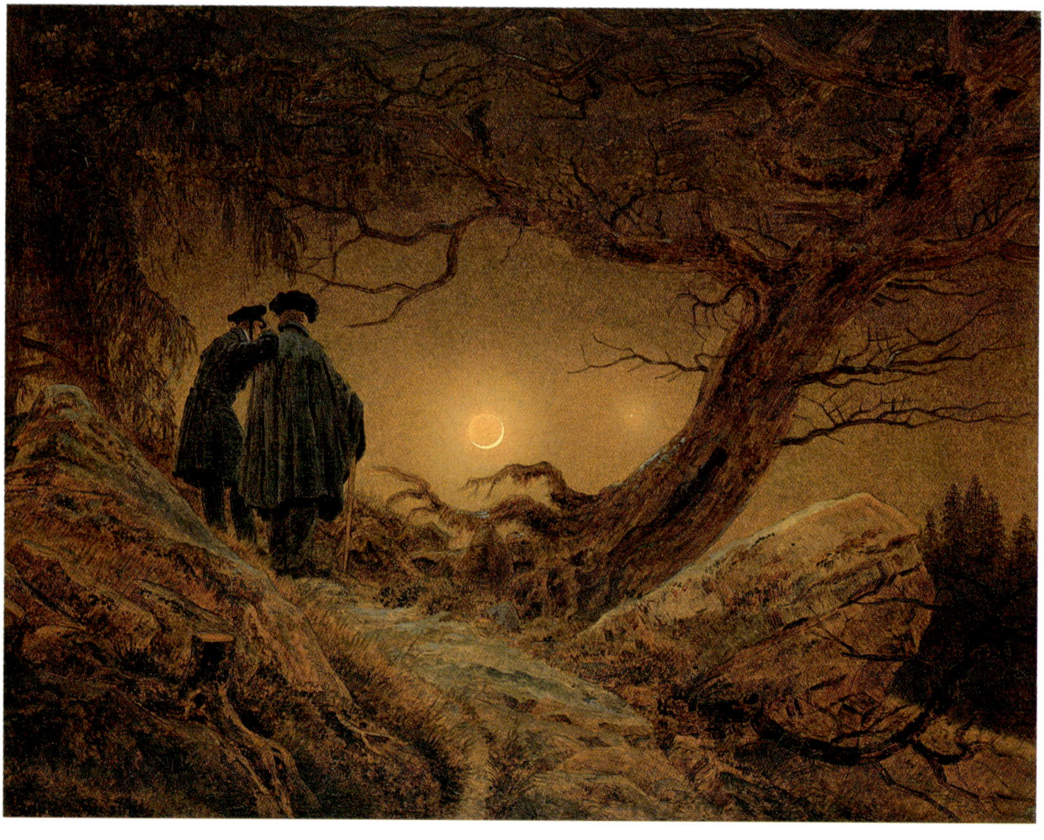

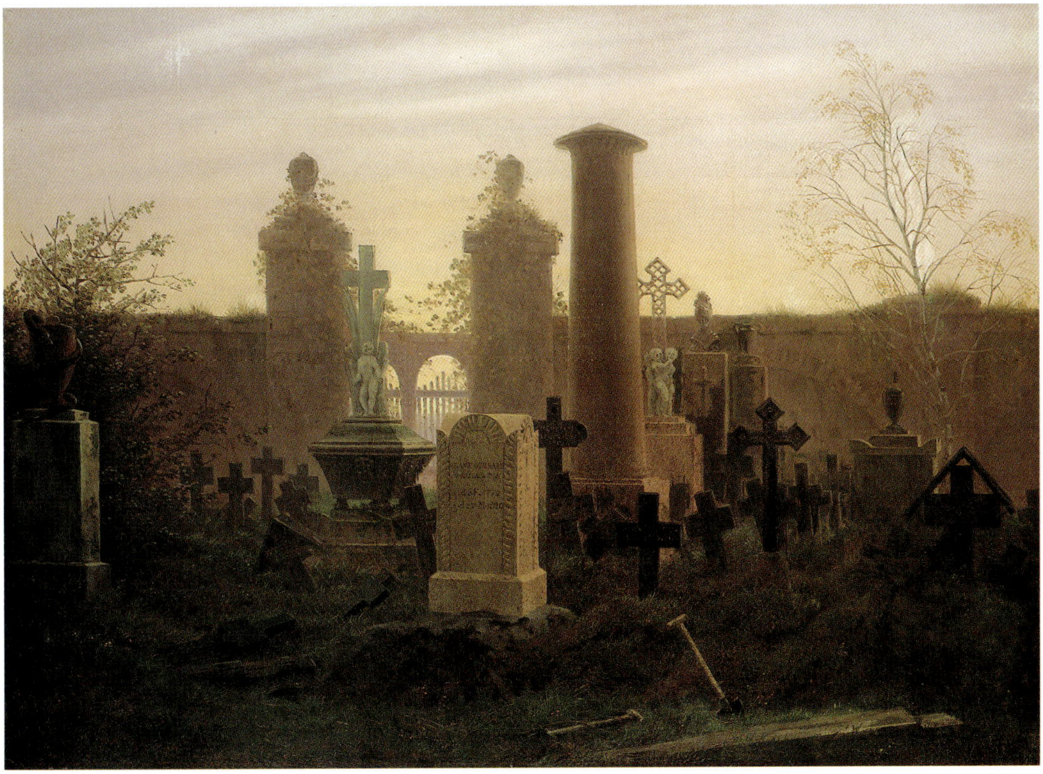

30 *Kügelgens Grab*, 1821/22
Öl auf Leinwand
41,5 x 55 cm
Privatsammlung

Kleinen und im Großen, ein Spiegel seines Schicksals als Individuum und seiner Geschichte in den Zusammenhängen der Zeitalter?

Unser Dasein ist wie der Friedhof in dem Bild *Kügelgens Grab* (Abb. 30) von einer hohen Mauer eingeschlossen, die nicht überwindbar scheint. Aber es gibt einen Ausweg, und dem wissenden Blick gibt er sich zu erkennen. Links hinter dem Grabstein, der dem ermordeten Freunde, Gerhard von Kügelgen, gesetzt wurde, zeigt sich jenseits des Gitters des Friedhofstors die Morgenröte. Friedrich läßt offen, aus welcher Welt sie uns leuchtet.

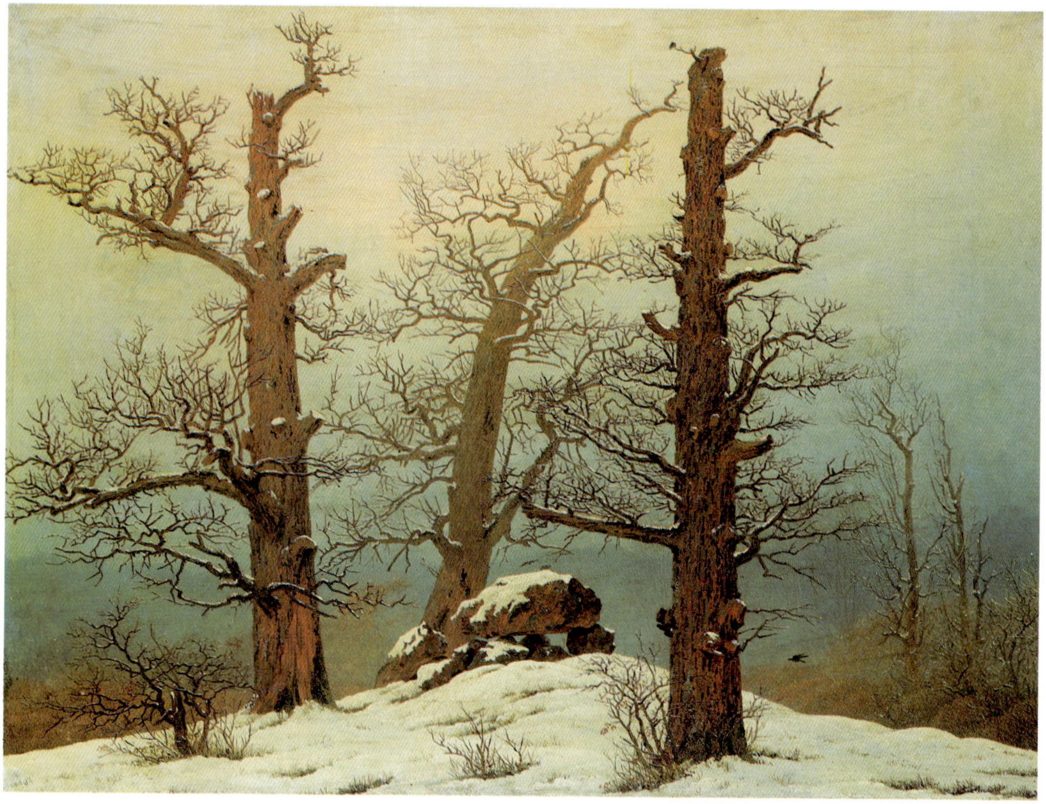

31 *Hünengrab im Schnee,* um 1807
Öl auf Leinwand
61,5 x 80 cm
Dresden, Staatliche Kunstsammlungen,
Gemäldegalerie

VII.

Caspar David Friedrich sah in der Natur nichts Statisches, sondern den beständigen Wandel, die Bewegung, den Prozeß. Darum hat er die Natur so oft in Bildpaaren oder in Zyklen zu erfassen versucht, denn erst der Wechsel der Tages- und Jahreszeiten, von Ebbe und Flut, Nebel und Sonnenlicht, Tag und Nacht, Sommer und Winter, die Abfolge der Lebens- und der Weltalter, ergaben ein Ganzes.

Diese Auffassung einer ständigem Wandel unterworfenen Welt, die nur im Sinne des heraklitischen Satzes vom Panta rhei erfaßt werden kann, einer nur im Wechsel konstanten, nur im Prozeß sich entfaltenden Natur bedeutete für den Maler Caspar David Friedrich die größte Herausforderung. Denn seine Mittel schienen – jedenfalls auf den ersten Blick – für ein solches Naturbild nicht vorbereitet, schienen zu ihrem Ausdruck nicht befähigt. Die formalen Mittel, über die er in seiner Malerei verfügte, waren wesensmäßig statisch bestimmt. Caspar David Friedrich war nicht van Gogh, er war kein Expressionist. Wie konnte er dann mit einer wesensmäßig statischen Formensprache den die Natur durchpulsenden dynamischen Prozeß suggerieren? Diese Möglichkeit eröffnete sich ihm, indem er die Natur als eine Abfolge von Zuständen begreifen und auszudrücken lernte. Indem er die Möglichkeit fand, verschiedene Zustände oder Phasen der Natur als voneinander abgehobene Bildebenen hintereinander anzuordnen oder in Bildpaaren einander zu konfrontieren und so als fortschreitende Entwicklung oder als zyklischen Ablauf erkennbar zu machen.

Hier, in seinem dynamischen, prozeßhaften Naturbild – das freilich in langen Zeiträumen denkt und die Langsamkeit und das Organische der sich vollziehenden Prozesse betont –, traf sich Friedrich nicht nur mit den Gedanken seiner Freunde, der »Demagogen«, für die dieses Verständnis der Natur mit einer progressiven Geschichtsauffassung konvergierte, hier traf er sich auch mit dem Gedanken Herders[4], der gesagt hat: »Ist indessen ein Gott in der Natur: so ist er auch in der Geschichte: denn auch der Mensch ist ein Teil der Schöpfung und muß in seinen wildesten Ausschweifungen und Leidenschaften

32 *Grabmale alter Helden*, 1812
Öl auf Leinwand
49,5 x 70,5 cm
Hamburg, Kunsthalle

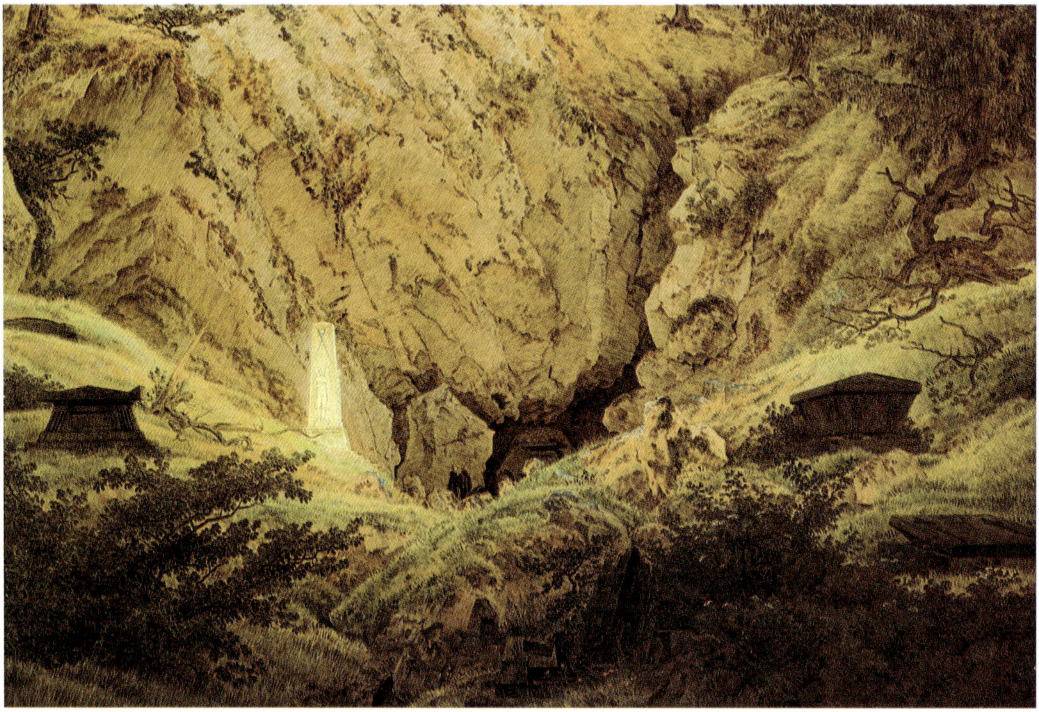

Gesetze befolgen, die nicht minder schön und vortrefflich sind, als jene, nach welchen sich alle Himmels- und Erdkörper bewegen.«

Seit langem besteht Einigkeit darüber, daß die Bilder Friedrichs verschiedene Sinnschichten besitzen und auf mehreren Ebenen lesbar sind – als Naturbild, als Gleichnis menschlichen Lebens und seiner Vergänglichkeit, religiös als Hinweis auf die Gegenwart des Göttlichen in allem, was ist, auf die Verheißung des Jenseitigen im Diesseitigen. Eine politisch-geschichtliche Dimension mochte man aber nur in wenigen Bildern erkennen, wie vor allem in den Werken aus der Zeit der Befreiungskriege, etwa in *Grabmale alter Helden* (Abb. 32) von 1812 und *Chasseur im Walde* (Abb. 33) von 1813/14 und, das bereits mit Einschränkungen, in der *Gartenterrasse* (Abb. 34) von 1811/12.

Der französische Soldat, der Chasseur, hat sich zu weit vorgewagt in den ihm fremden, finsteren labyrinthischen Wald. Er wird nicht wieder zurückfinden. Der Wald ist sein Feind. Der Chasseur ist verloren vor der Übermacht der ihm fremden Natur. »Ein Rabe singt ihm sein Sterbelied« hieß es knapp und treffend in einer zeitgenössischen Ausstellungsbesprechung.

Die zeitgeschichtlich-politische Dimension eines Bildes wie *Gartenterrasse* ist da subtiler und schwieriger zu entschlüsseln. Wir müssen die Staffelung mehrerer Bildebenen, die Struktur des räumlichen Hintereinander als zeitliches Nacheinander, als Abfolge verschiedener historischer Perioden lesen, um dem Bildsinn näher zu kommen. Dann erschließt sich uns der Vordergrund als Gegenwart, der dahinterliegende Bereich aber als der kommende, als die Zukunft. Und dann wird deutlich, daß aus diesem Vordergrund, der streng geometrisch reglementiert erscheint im Geiste französischer Parkanlagen, eine sich frei entfaltende und zugleich auf den Menschen bezogene Landschaft folgt, die in jedem Sinn wieder Heimat sein kann.

Aber nicht nur die Werke aus den Befreiungskriegen, auch viele Bilder des folgenden Jahrzehnts 1815-1825 besitzen eine historisch-politische Dimension, sind Bekenntnisse zur Zeit, wenngleich in hohem Maße verschlüsselt, um die Zensur gerade noch passieren zu können. Das humane Zeitalter, das sich als greifbar nahe Vision hinter der umzäunten Periode der Franzosenherrschaft zu öffnen schien und gleichsam schon vor den Toren lag, ist in weite Ferne gerückt. Die Gedanken fliehen die Gegenwart, beschwören eine ferne Vergangenheit, ahnen nur vage eine hellere Zukunft. Andere Sinnbilder der geschichtlichen Stunde drängen sich dem meditierenden »Demagogen« in altdeutscher Tracht vor dem einsamen Monument in einer verlassenen Klosterruine[5] auf, das »Huttens Grab« sein könnte und die Namen Arndt, Jahn, Stein, Scharnhorst und Görres trägt. Brauchen wir, so fragte Friedrich, 300 Jahre nach Huttens Tod – zu einem Zeitpunkt, da die Neuauflage von Huttens Werken von der preußischen Zensur verboten wurde – nicht wieder eine Reformation? Brauchen wir nicht Reformen, die unser nationales, politisches, gesellschaftli-

33 *Der Chasseur im Walde*, 1814
Öl auf Leinwand
65,7 x 46,7 cm
Privatsammlung

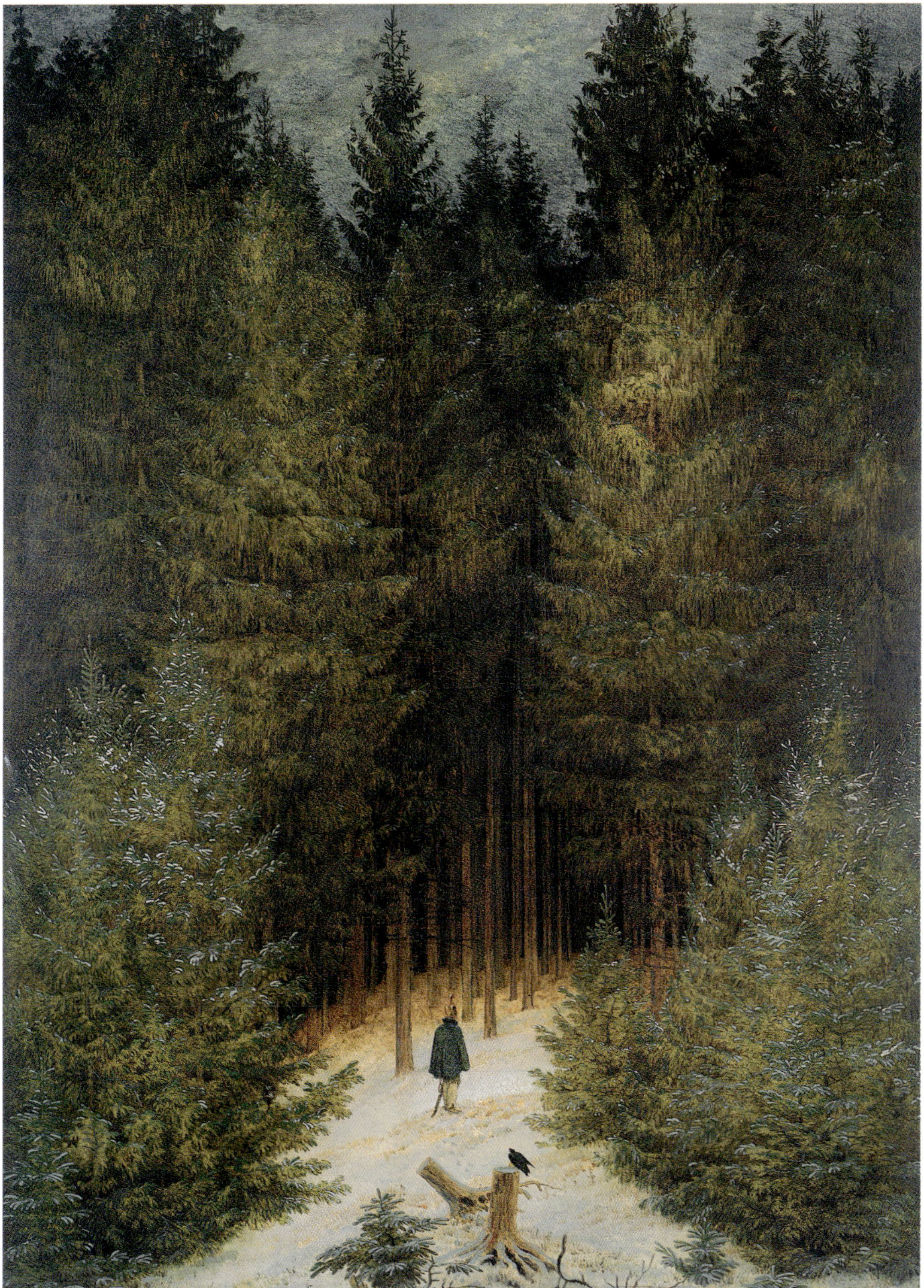

ches Leben von Grund auf erneuern, die uns endlich Gedankenfreiheit geben, scheint die meditierende Gestalt zu fragen. Sind vor Huttens Grab noch Gedanken an eine Wiederkehr reformatorischer Impulse möglich, so legt die im »Eismeer« gescheiterte »Hoffnung«, das von den sich auftürmenden Eismassen erdrückte Schiff (Abb. 35) – ein Gemälde, das 1823/24, also etwa zur gleichen Zeit wie »Huttens Grab« entstand – die vollkommene Resignation nahe.[6] Anders als für die Überlebenden des Schiffbruches auf Géricaults »Floß der Medusa« von 1819, für die eine

34 *Gartenterrasse,* 1811/12
Öl auf Leinwand
53,5 x 70 cm
Potsdam-Sanssouci, Verwaltung der Staatlichen Schlösser und Gärten

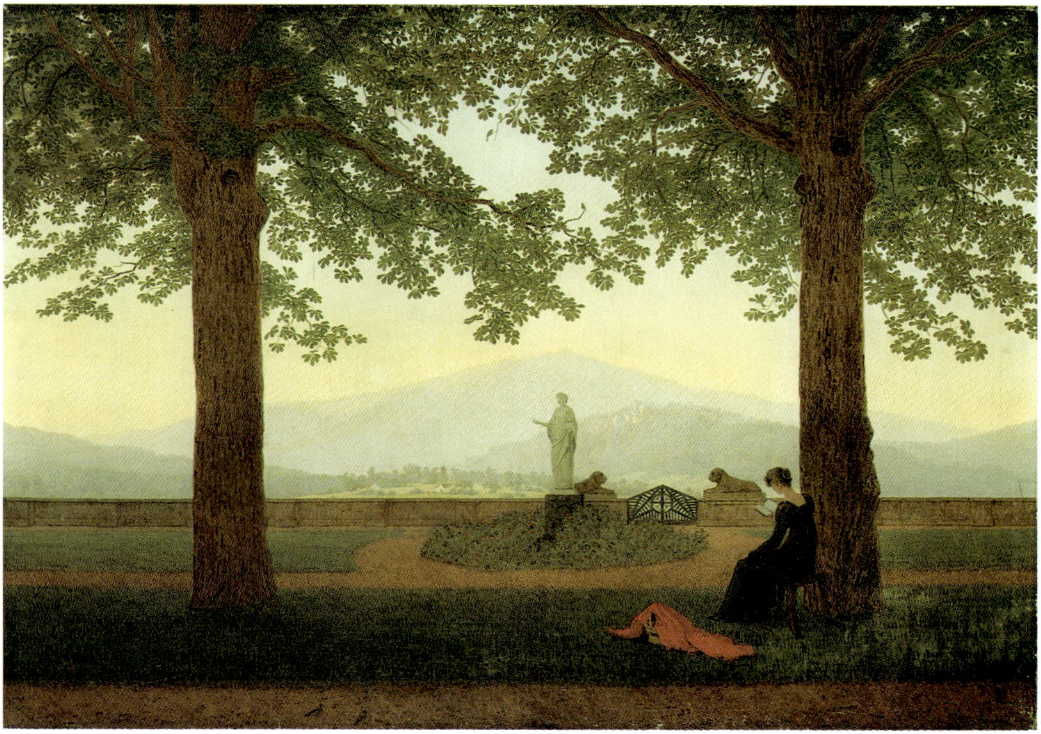

Rettung noch denkbar schien, ist in der Kältezone des Eismeeres alles Leben erstorben, alle Hoffnung dahin.

Im Bild *Auf dem Segler* von 1819 (Abb. 37) und damit etwa gleichzeitig mit *Zwei Männer in Betrachtung des Mondes* zu datieren, finden wir ein Paar in altdeutscher Tracht, zwei »Demagogen« also, unterwegs zu neuen Ufern: ihr Segelschiff nimmt Kurs auf eine Stadt am fernen Horizont, die vielleicht Greifswald, Stralsund oder allgemeiner das Idealbild einer mittelalterlichen Gemeinschaft sein könnte. Peter Märker (vgl. Anm. 4) hat in ihr Friedrichs »Vision der Gotik« erkannt, eine Vision, die er mit Friedrich allerdings nicht als rückwärts gewandte Utopie, sondern als Gleichnis einer »neuen Zeit«, eines »zukünftigen Christentums« verstanden wissen will. Immer wieder haben bei Friedrich »Demagogen« Teil an der Bewegung der Segelschiffe, ob sie nun in den Booten selbst unterwegs sind oder, öfter noch, vom Strand aus der Fahrt der Schiffe folgen. Der *Mondaufgang am Meer* (Abb. 28) ist dafür ebenso ein Beispiel wie das späte Bild *Die Lebensstufen* (Abb. 3) von 1835, in dem wir wohl das letzte Selbstbildnis Friedrichs erkennen dürfen. Noch einmal hat Friedrich in diesem Bild ein politisches Bekenntnis versteckt – in der kleinen schwedischen Fahne, die die beiden Kinder hochhalten, genau ins Zentrum des Bildes. Schweden, das Land hinter dem Horizont, stand für ihn immer für den Begriff der Freiheit, bis 1815 hatte das heimatliche Greifswald zu Schwedisch-Pommern gehört, und seinem Sohn hatte er den Namen des großen Schwedenkönigs Gustav Adolf gegeben.

Folgende Doppelseite:
35 *Das Eismeer*, um 1823-24
Öl auf Leinwand
96,7 x 126,9 cm
Hamburg, Kunsthalle

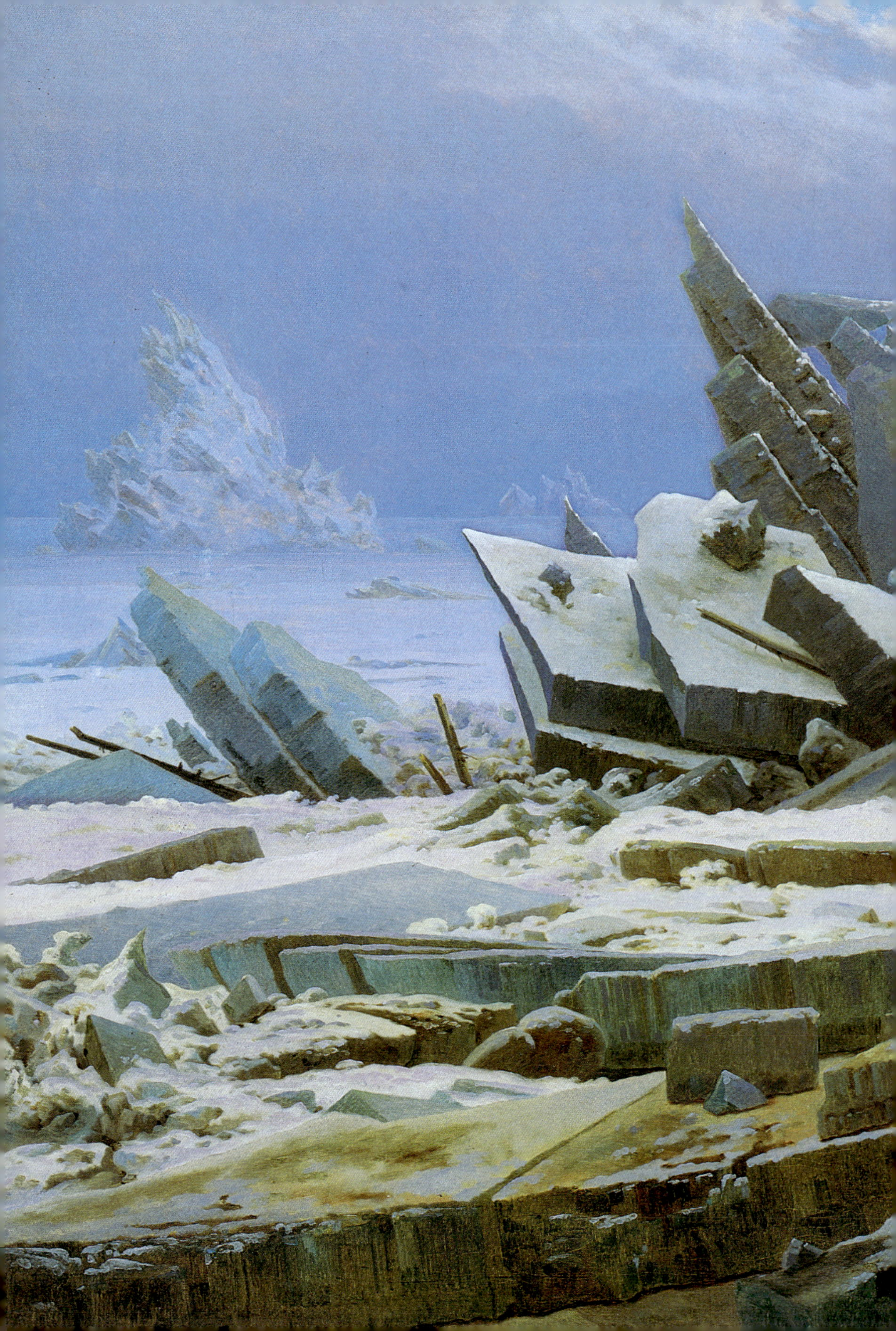

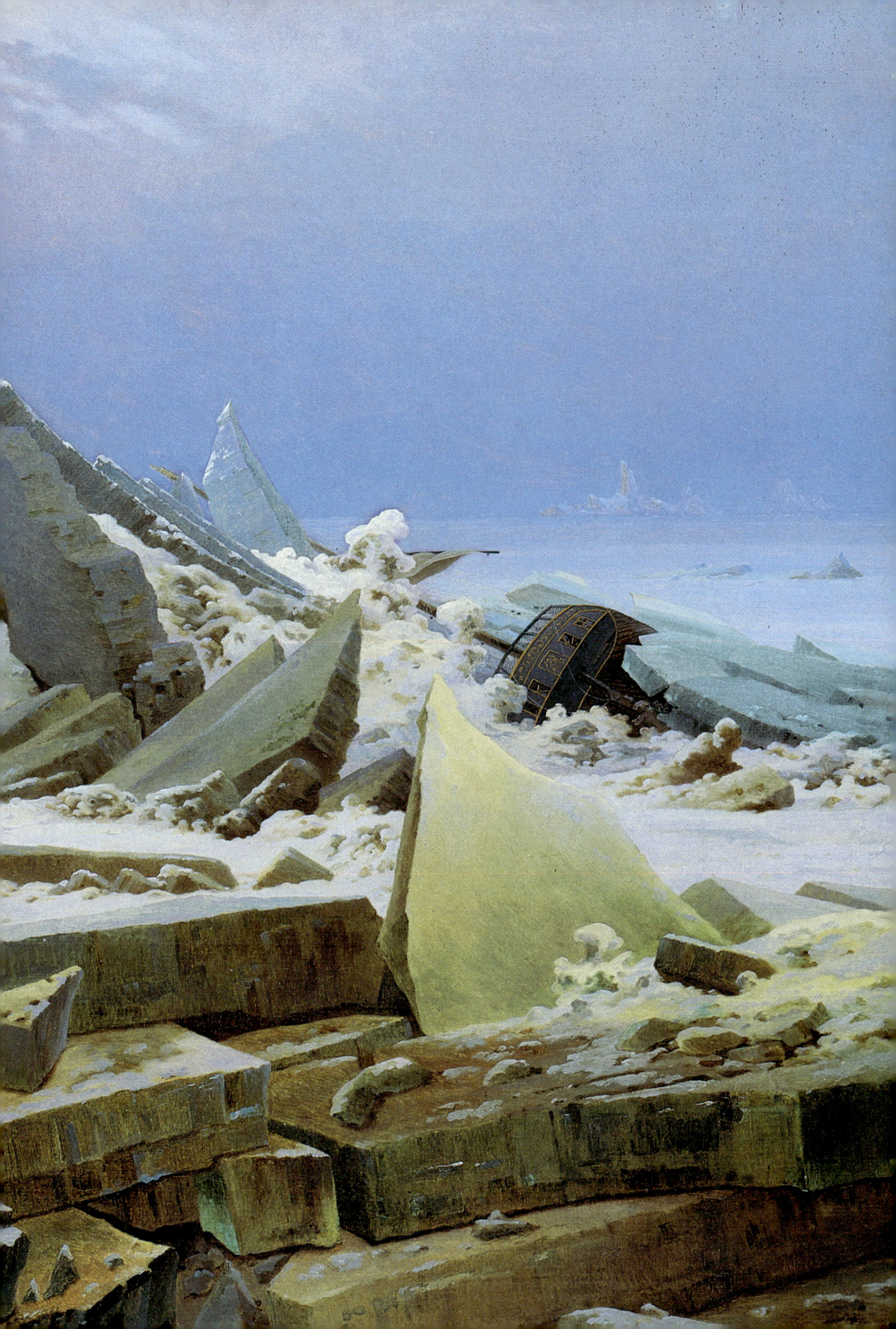

VIII.

Friedrich hat die Landschaft mit den Augen der »Demagogen« gesehen und Natur als Geschichte gedeutet. Sehen wir uns nun den *Einsamen Baum* (Abb. 27) mit jenem Blick an, den die Figuren am Strand von Stubbenkammer hinaus aufs abendliche Meer richten, dann wird sich uns in jener progressiven Staffelung, die wir von der *Gartenterrasse* (Abb. 34) her kennen, im sumpfigen Grund und in der Lache vorne die Vorzeit abzeichnen, eine Natur, die sich dem Menschen entzog. Die Zone, die dem Hirten und seiner Schafherde gehört, wird dann eine nomadenhafte Existenzform markieren und sich auf das bukolisch-arkadische Heidentum der Alten hin entwickeln. Die hier wurzelnde Eiche könnte diese Deutung stützen. Hinter den Weiden folgt eine Zone, sonnenbeschienen, im vollen Licht des geschichtlichen Morgens, Natur, die der Mensch urbar gemacht hat, in kleinen Weilern ist er seßhaft geworden, aus den Hütten der Bauern steigt weißer Rauch auf. Natur und Mensch stimmen glückhaft zusammen. Die benachbarte Ruine deutet an, daß auch diese Zeit schon weit zurückliegt. Die Felder dehnen sich weiter in einen vierten Bereich, an dessen Ausgang wir eine Stadt ahnen mit gotischen Kirchtürmen, die wir zusammen mit der hier beginnenden Zone der Berge als Metaphern des christlichen Mittelalters nehmen dürfen. Die wahren Maße dieser Türme der Gotik sind unseren Blicken entzogen, sie liegen zugleich verborgen und geborgen am Fuße des fernen Gebirges in der Tiefe eines sanften, schützenden Tals. »Durch die ganze Landschaft« wiederholt sich, wie Ludwig Justi beobachtet hat, ebenso wie in »Stamm und Geäst des Baumes von unten nach oben ein« – beständiges – »Zarterwerden der Form« und auch des Lichtes, wie wir ergänzen dürfen.

Entwickelt sich die Landschaft des *Einsamen Baumes* organisch, unter Überwindung nur weniger einschneidender Barrieren, von einer fernen Vergangenheit zur Gegenwart hin, so geht der Blick der Stadtleute auf den Felsen am Strand in *Mondaufgang am Meer* in eine ungewisse Zukunft. Die drei Menschen sind schweigend in die Betrachtung von Mond, Meer, Wolken und Schiffen vertieft, als gälte es in der Realität die Hieroglyphen einer geistigen Schrift, die Chiffren eines unbekannten Alphabets zu entziffern und dabei das eigene Schicksal zu erkunden. Ihrer Gegenwart, deren Umkreis sie um der Einsamkeit, um der Reflektion, um der Betrachtung des steten Wechsel im Naturschauspiel willen verlassen haben, wenden sie den Rücken zu: die kommende Zeit schlägt sie in ihren Bann. Peter Märker hat beobachtet, daß der Sprung zwischen Vordergrund und Hintergrund im Gegensatz der Zeiterfahrung besteht. Einer als bewegungslos und steinig gekennzeichneten Gegenwart steht der veränderliche Charakter der Ferne gegenüber, der von transitorischen Motiven bestimmt ist: »Der Mond wird aufsteigen, die Wolken (werden) wandern, die beiden Schiffe näher ans Ufer herantreiben.«[7]

Wir halten hier an einem entscheidenden Punkt unserer Überlegungen zu dem Bildpaar *Der einsame Baum* und *Mondaufgang am Meer*. Er betrifft das Naturverständnis Friedrichs und seinen Begriff von Geschichte.

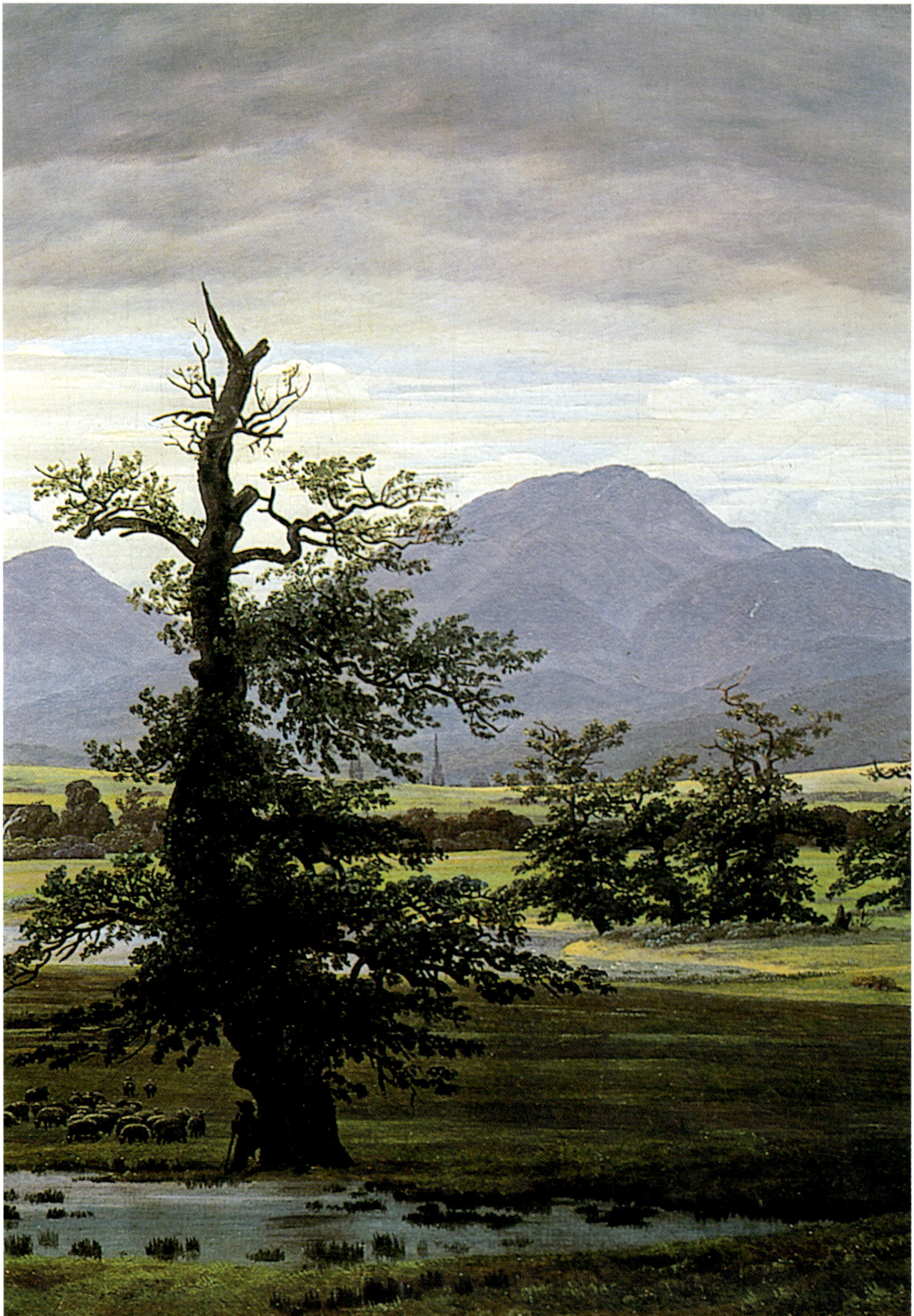

Ähnlich wie bei der Parallele der Tages- und Jahreszeiten mit den menschlichen Lebensstufen müssen wir fragen: Stimmen sie immer überein? Läßt sich Geschichte wirklich ohne Rest im Bild der Natur reflektieren? Ist da nicht eine Diskrepanz zu erkennen in einer Anschauung der Natur, die von ihren großen Zyklen bestimmt wird, von Tages- und Jahreszeiten, dem Wechsel von Werden und Vergehen, Blühen und Welken und neuem Werden und neuem Blühen, einem ewigen Kreislauf, und einem Bild der Geschichte, das von allen bedeutenden Geistern der Frühromantik wie vom Kreis der »Demagogen« als zielgerichtet, einem Fortschritt zueilend, einer endlichen Erfüllung verpflichtet, gesehen wurde. Das Moment der Bewegung, der Entwicklung, das Prozeßhafte war beiden Welten, jener der Natur wie der der Geschichte gemeinsam. Aber ihre endliche Konsequenz erwies sich als im innersten Wesen verschieden: dort die den Mythos begründende ewige Wiederkehr des Gleichen, hier die Vision einer zeitlosen Gotik als Sinnbild eines erneuerten Christentums oder eine wie anders auch immer geprägte Utopie einer konfliktfreien Gesellschaft als Ziel menschlicher Geschichte.

Nietzsche hat ein halbes Jahrhundert später die den Zyklen der Natur entnommene Metapher der »ewigen Wiederkehr des Gleichen« unserem Verständnis der Geschichte oktroyiert und diese so jeglicher finalen Sinngebung beraubt.[8] Diese Formel lag Caspar David Friedrich fern. Er hat sich auf eigene, noch im christlichen wie pantheistischen Ideengut verankerte Weise um eine Ver-

27 *Der einsame Baum (Dorflandschaft bei Morgenbeleuchtung)*, 1822
(Ausschnitt)
Öl auf Leinwand
55 x 71 cm
Berlin, Nationalgalerie
(Galerie der Romantik)

bindung, um eine Versöhnung beider Vorstellungen, von Naturbild und Geschichtsbild, genauer: von zyklischem Naturbild und teleologischem Geschichtsbild, bemüht – ganz gelingen konnte sie ihm ebensowenig wie irgend einem anderen Kopf der Romantik, so sehr er ein Leben lang darum gerungen hat, nicht der Natur, sondern dem »Geist der Natur«, wie es in seinen Aufzeichnungen um 1830 heißt, in seiner Kunst Ausdruck zu geben.

»Die Geistesphilosophie ist das Ebenbild der Naturphilosophie«, schrieb Lorenz Oken.[9] »Denn der Geist ist nur die geistige Natur, und die Natur nur der schwere« – gleichsam Materie gewordene – »Geist.«

Aber noch können wir den Geist in der Natur nicht lesen, noch ist die Geschichte seiner Entfaltung in der Natur nicht erschlossen. Oken schreibt: »Wer einmal im Stande wäre, diese Gleichheit der Naturerscheinungen mit den Geisteserscheinungen aufzudecken, der hätte die Philosophie des Geistes gelehrt.«

IX.

Ohne je den Geist der Geschichte vollkommen in der Natur wiedererkennen und aus ihr herauslösen und darstellen zu können, ist Friedrich diesem selbst gesteckten Ziel in lebenslanger Hingabe und durch alle Verzweiflungen und Augenblicke der Resignation hindurch doch ein Stück nähergekommen. Spricht aus dem Bild der *Gartenterrasse* (Abb. 34) der naive Glaube an das unmittelbare Bevorstehen einer freieren, helleren Zukunft, in die wir ohne weiteres eintreten könnten, so hat sich die Vision der Zukunft für die beiden Menschen *Auf dem Segler* (Abb. 37) in dem gleichen Maße vergeistigt, wie sie in die Ferne gerückt ist. Dennoch scheinen die beiden voller Hoffnung, sie erreichen zu können. Ihr Segelschiff hält auf sie zu, sie scheinen nicht zu merken, daß sie die Zyklen der Natur überwinden, den Kreislauf der Zeiten transzendieren müßten, wollten sie die Vision der Stadt am Horizont erreichen. Oder ahnen sie, daß sie ein Jenseits anvisieren, daß die Zyklen der Natur nicht durchbrochen und verlassen werden können, es sei denn durch das Tor des Todes? (Es ist das gleiche Menschenpaar, dem wir zuvor in Friedrichs Hochzeitsbild »Kreidefelsen auf Rügen« begegneten.)

Im *Mondaufgang am Meer* (Abb. 28) scheint die Stellung der drei Menschen in der Welt zwischen Vergangenheit, Gegenwart und Zukunft noch einmal differenzierter und ambivalenter. In den Bildern dieser Jahre hat Friedrich seinen eigenen festen Standpunkt in der Welt gefunden. Er begreift die eigene welthistorische Stunde als die des Abends. Er sieht eine große Krise heraufziehen.

Durch diese anbrechende Periode der Nacht muß der Mensch hindurch. Erst dann kann ein neuer, anderer Morgen beginnen. Er weiß, daß die Welt, die er ersehnte, und für die er immer wieder die Chiffre einer vom Geistigen geprägten Gotik setzt, in weiter Ferne liegt, jenseits der Nacht, für ihn selbst nicht mehr erlebbar. Darum geht bei Friedrich das, was sich der Menschheit als in ferner Zukunft real werdende Utopie zeigt, für den Einzelnen, den Zeitgenossen seiner eigenen welthistorischen Stunde am Rande der Nacht, in eine Vision des Jenseits über. Für ihn kann sie sich nur dort, nur drüben, nur als Auferstehung, jenseits der Pforte des Todes, erfüllen. So bleibt dem Menschen nichts, als über den Kreis des eigenen Schicksals hinaus den dauernden Wandel der Natur zu reflektieren, den Wechsel, den sie zwangsläufig mit sich bringen wird, zu bedenken. Und so kann der Betrachter am Ufer des Meeres getrost das Hereinbrechen der Nacht erwarten, denn er weiß, daß auch sie nur ein Durchgangsstadium sein wird und ein neuer Morgen und mit ihm einmal auch ein neues Weltalter heraufdämmern wird. Die Zyklen der Natur und der Gang der Geschichte scheinen einen unendlichen Weltaugenblick nicht länger im Widerspruch.

In seiner Deutung der eigenen Zeit als eines Abends der Weltgeschichte stand Friedrich nicht allein. Philipp Otto Runge begriff das Zeitalter, in das er geboren wurde, als Herbst, Hegel sprach in seiner Interpretation der Weltgeschichte in Analogie zum individuellen Leben von Greisenalter, allerdings mit positivem Akzent im Sinne

36 *Kreidefelsen auf Rügen,*
um 1818
Öl auf Leinwand
90,5 x 71 cm
Winterthur, Stiftung Oskar Reinhart

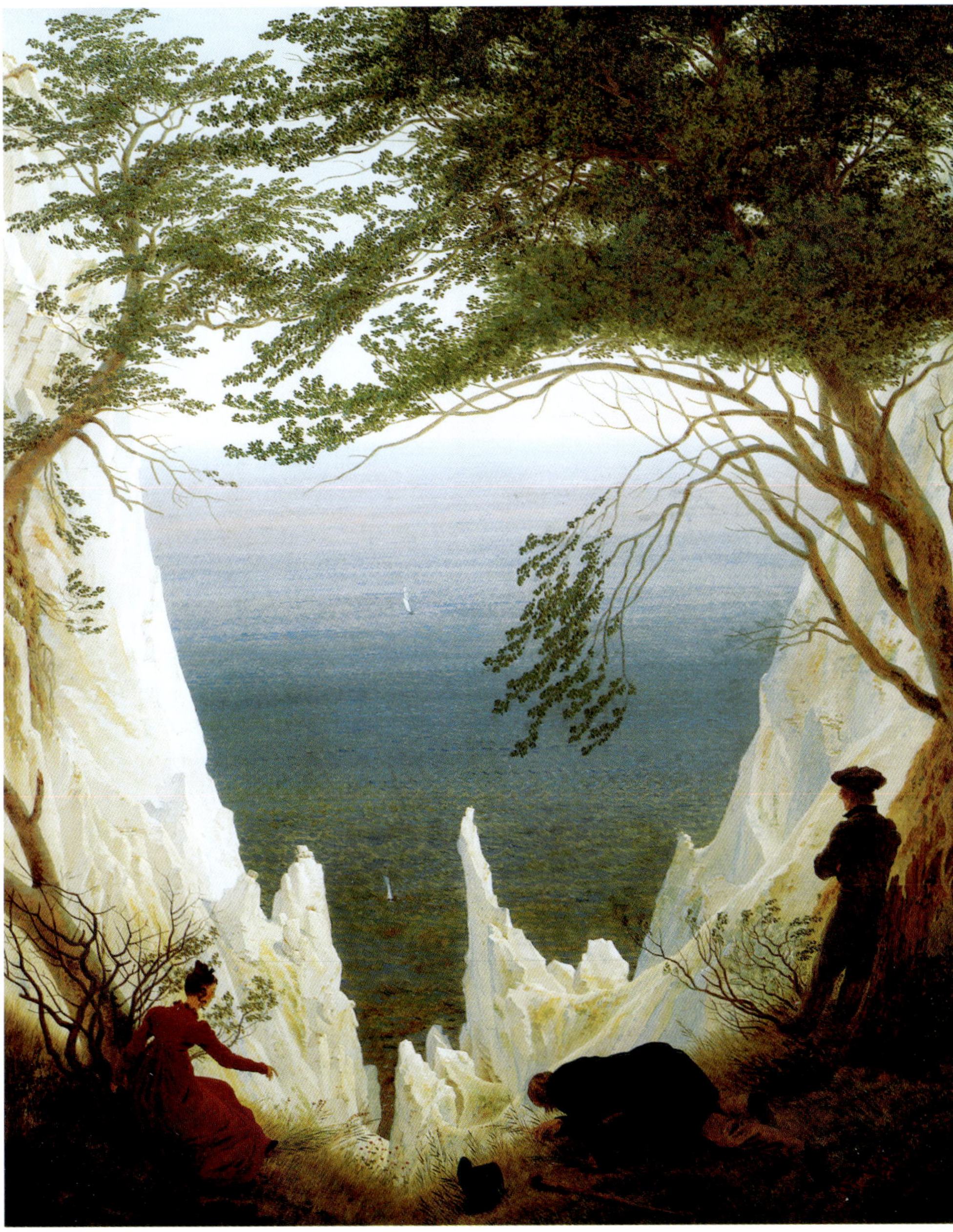

des zu voller Weisheit entfalteten Geistes: »Das natürliche Greisenalter ist Schwäche«, heißt es in Hegels Philosophie der Geschichte, »das Greisenalter des Geistes aber ist seine vollkommene Reife, in welche er zurückgeht zur Einheit, aber als Geist.«

Diese Einheit von Natur und Geschichte »als Geist«, wie sie Hegel angegeben hatte, in aller Konsequenz zu erreichen und in seiner Kunst auszudrücken, war Friedrich nicht möglich, wie seinem Denken die Abstraktionsgrade der Hegelschen Philosophie – mit der er sich gleichwohl beschäftigt hatte – nicht zugänglich waren.

Aber Friedrich hat nicht aufgehört, sich um die Idee der Einheit vom zyklischen Verlauf der Natur und dem zielgerichteten Gang der Geschichte zu bemühen und das eine im anderen zu fassen und sichtbar zu machen. Immer wieder hat er nach Lösungen gesucht, nach einer Formel, die das eine mit dem anderen versöhnt. Er versuchte, sich ihr auf verschiedenen Wegen anzunähern: einmal in der statischen Bildform, die verschiedene Phasen einer Bewegung enthält (wie wir sie in *Der einsame Baum* oder variiert im *Mondaufgang* finden), das andere Mal in der motivlichen Transzendierung seiner Zyklen, die seine Figuren vom Zwang ihrer unendlichen Wiederholung befreit.

Caspar David Friedrich malte den Stillstand der Zeit, den bewegungslosen Augenblick, den Moment des Innehaltens im Zeitlauf. Natur und Geschichte scheinen in gleicher Weise den Atem anzuhalten. In diesem »zeitlosen« Augenblick eines Bildes bleibt unentschieden, ob dieser Augenblick nur den Zyklen der Natur – und damit

37 *Auf dem Segler*, 1818/19
Öl auf Leinwand
71 x 56 cm
St. Petersburg, Eremitage

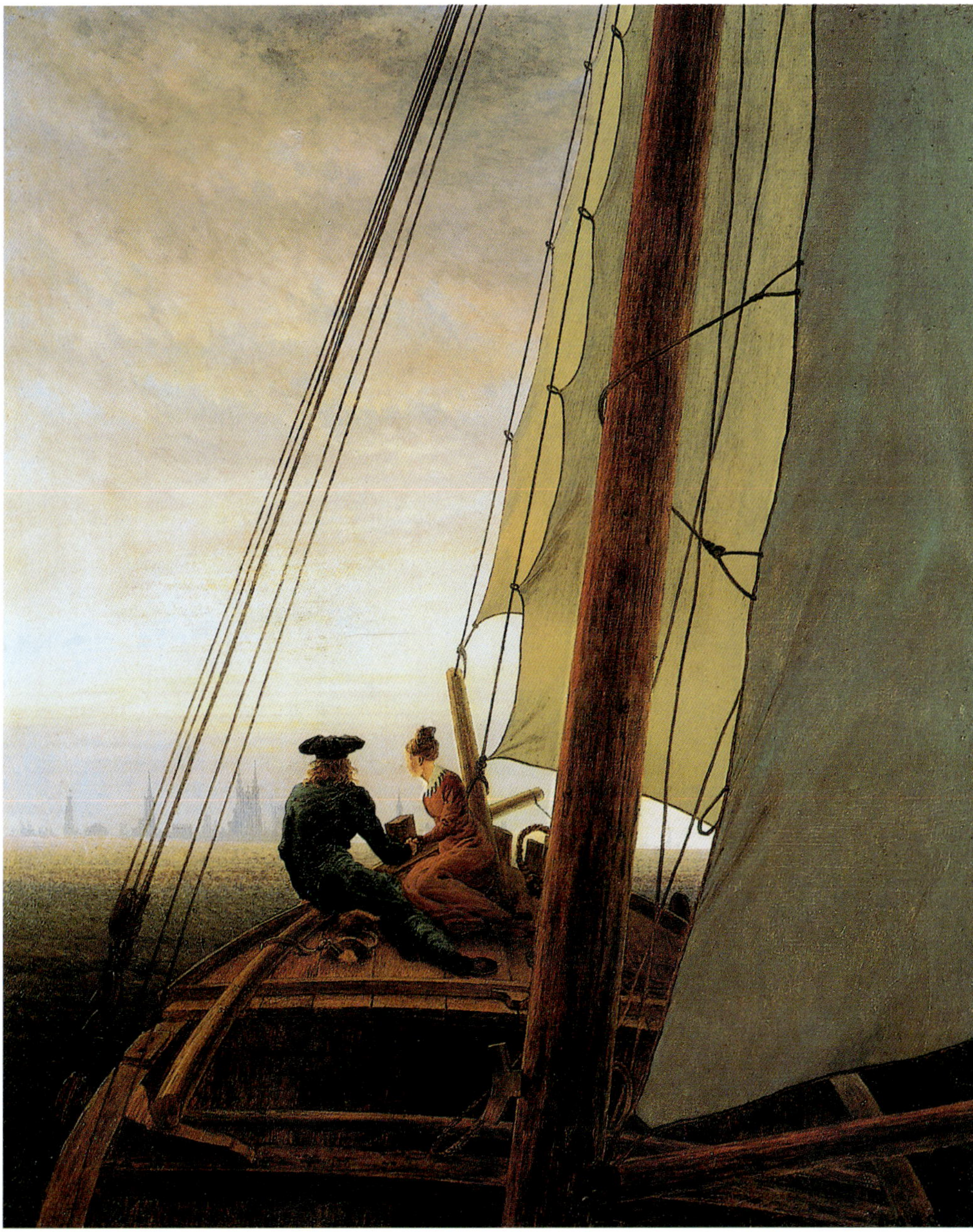

der ewigen Wiederkehr des Gleichen – oder dem nach vorne gerichteten Gang der Geschichte, den wir Fortschritt nennen, zugehört. Diesen »ewigen« Augenblick des Stillstandes lang ist alles offen. Doch dann hebt Friedrich diese Erfahrung der Offenheit wieder auf, indem er diesen einen Augenblick des Stillstandes mit weiteren konfrontiert und so die angehaltene Uhr der Zeit wieder in Gang setzt.

38 *Mondschein auf dem Meere (Seestück bei Mondschein)*, um 1830/35
Öl auf Leinwand
25 x 31 cm
Leipzig, Museum der Bildenden Künste

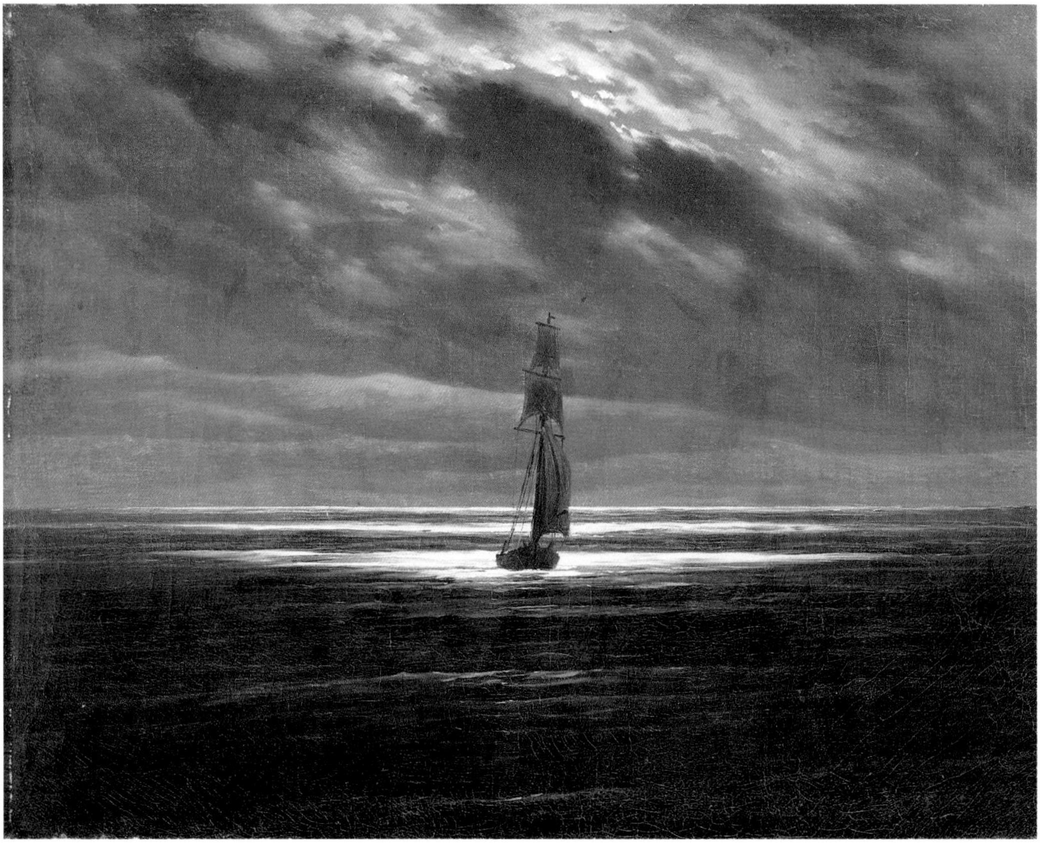

X.

Die ambivalente Verbindung von Natur und Geschichte ist im Bildpaar *Der einsame Baum* (Abb. 27) und *Mondaufgang am Meer* (Abb. 28) nicht nur gedanklich und ikonographisch begründet, sie wird auch von ihrer formalen Gestaltung reflektiert. Sie findet ihren Ausdruck in jenen Formelementen, die Natur als zielgerichtete Geschichte interpretieren – also in der als zeitliches Nacheinander lesbaren Staffelung paralleler Bildebenen –, ebenso wie in den kurvigen, elliptischen oder hyperbolischen Konstruktionsformen.

Caspar David Friedrich liebte die Geometrie. Seinen Bildern liegen meist – vom Künstler freilich stets sorgfältig verborgen – geometrische Konstruktionsschemata zugrunde. So ist sein Gemälde *Der einsame Baum* in einzelne hintereinander gestaffelte parallele Ebenen geteilt, die der Baum der Reihe nach durchwächst, ehe er den Himmel erreicht – und abstirbt. Dieses System paralleler Bildebenen und der sie konstituierenden Horizontalen ist mit kurvig geschwungenen Formen verschlungen, die an elliptische Formen denken lassen, an Schalen und Kuppeln. Alle Bildzonen in *Der einsame Baum* setzen mit einer Schalenform an: unten, im sumpfigen Grund, der Bogen des Tümpels, in dem der Himmel sich spiegelt. Dann in der Mitte, die Mulde des zweiten Teichs, die wie eine Schale das Licht aufnimmt. Dahinter der sanft nach vorne schwingende Waldstreifen, der den Bereich der Felder schützend umfaßt. Schließlich, im Hintergrund, wo zwei vorgelagerte Berglehnen, von links und rechts abgeflacht ins Bild ragend, das Gebirge wiederum wie eine

Schale einfassen: Landschaft als Gefäß. Diesen Schalenformen antwortet, die Kuppelform der Berge aufnehmend und sie überhöhend, das Wolkenmeer, das sich über der Krone des Eichbaumes wie zur Kuppel eines Domes aufwölbt.

Als Kompositionsprinzip für *Mondaufgang am Meer* ist schon früh[10] ein »hyperbolisches Schema« erkannt worden. Die Horizontlinie, die das Bild in zwei Zonen teilt, stellt zugleich die Koordinate zwischen den beiden sich einander nähernden Hyperbelbogen dar: die Kurve des oberen Hyperbelastes wird von der sich zur Bildmitte herabsenkenden, zu den Rändern langsam ansteigenden Wolkenformation beschrieben, der untere Hyperbelbogen wird von den Steinblöcken, vor allem jenem Block, auf dem die Figuren sitzen, getragen. Beide Bildzonen wölben sich einander zu, schwingen aufeinander hin, ohne einander zu berühren. Beide Bildebenen, der meßbare Vordergrund und die unermeßliche Tiefe, der Bereich der Erde und der des Himmels, werden auf der Bildebene zusammengehalten von der Vertikale der drei Figuren, die, auf dem Felsblock sitzend, mit ihren Silhouetten in die obere Zone des Wolkenhimmels ragen, in die auch die Segelmaste der Schiffe hineinreichen.

Diese formalen Gestaltungselemente korrespondieren nun eng mit unserer Deutung der beiden Bilder nicht nur als Gegensatzpaar von Morgen und Abend, sondern in gleicher Weise als Gegenstücke menschlicher Geschichte und einer Vision der Zukunft. Indes die elliptischen Schalen- und Kuppelformen in dem Gemälde *Der einsame*

Baum, am Ende eines historischen Zeitalters angesiedelt, die Tendenz aufweisen, in sich selbst zurückzukehren und sich so innerhalb der Bildebene, in die sie eingeschrieben sind, zu schließen, gehört es zur mathematischen Eigenheit der sich im *Mondaufgang am Meer* – gleichsam einem Weltenabend – zeigenden Hyperbelform, erst im Unendlichen in sich selbst zurückzufinden. Den Gesetzen der Natur, die von zyklischen Abläufen geprägt sind, wie der einem unerkennbaren Ziel zustrebenden geschichtlichen Entwicklung, antwortet die ins Jenseits gerichtete, alle Erfahrung transzendierende Erwartung.

Dieser ins Jenseits gerichteten Erwartung Caspar David Friedrichs – die zugleich romantische Utopie und eschatologische Hoffnung umschließt – wollen wir uns abschließend zuwenden.

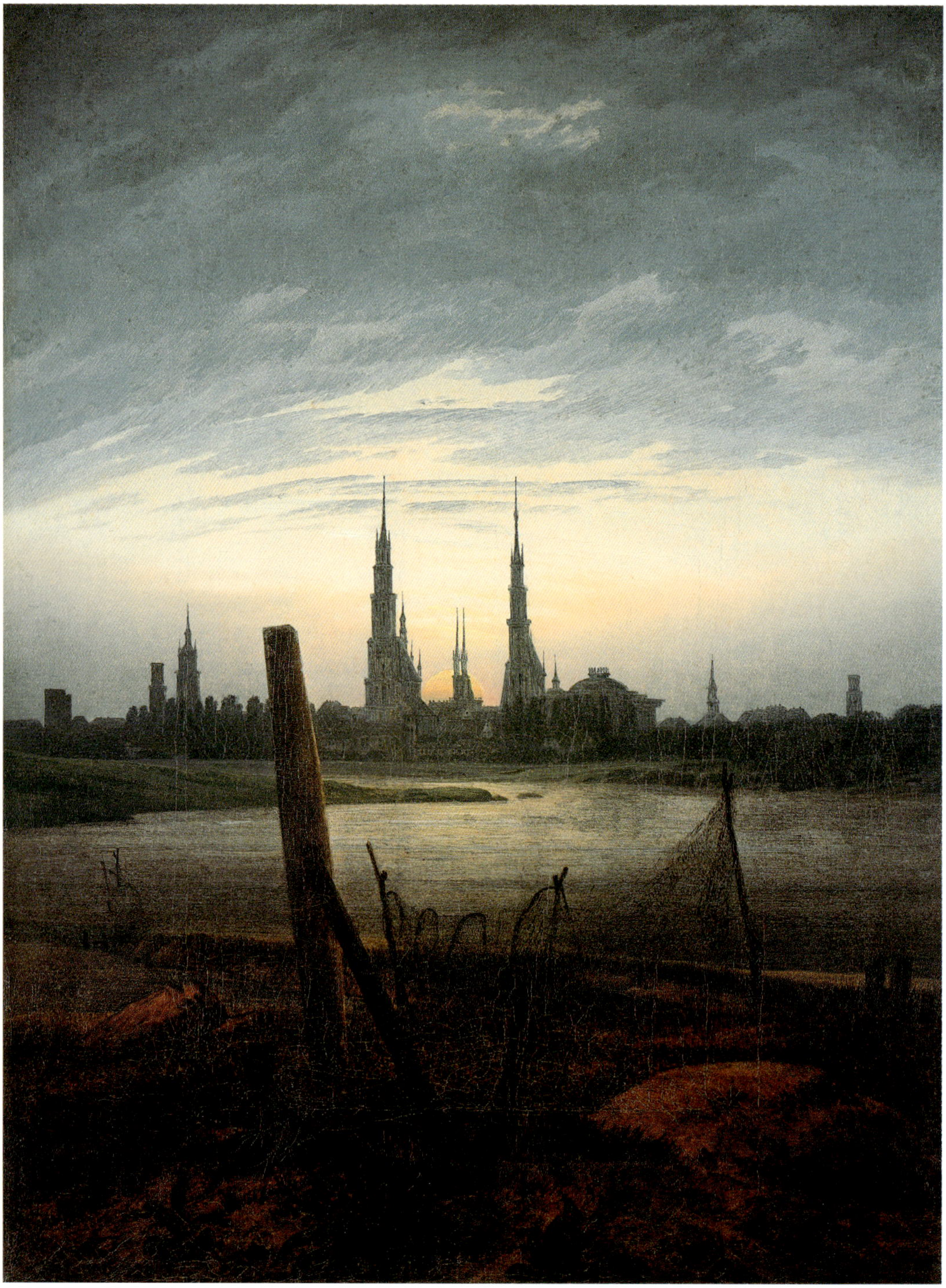

XI

Im einzelnen ist in den Bildern Caspar David Friedrichs schwer zu trennen, was als diesseitige Zukunftserwartung gemeint und was als Jenseitsvision aufzufassen ist. Was im Hinblick auf Bilder wie *Auf dem Segler* (Abb. 37) oder *Mondaufgang am Meer* (Abb. 28) gesagt wurde, darf für Friedrich ganz allgemein gelten: was sich für die Menschheit als Ikone einer zukünftigen versöhnten – von christlichem Geist erfüllten – Gesellschaft darstellt, ist dem Individuum nur als Erfüllung im Jenseits, als eine Art »himmlisches Jerusalem« verheißen. Die Zukunftsvision der Stadt am Horizont, die uns Gemälde wie *Greifswald im Mondschein* (Abb. 41) oder *Auf dem Segler* zeigen, ist dem einzelnen Menschen in seinem irdischen Dasein nicht mehr erreichbar. In einem höheren Sinne real, erweist sie sich als Fata Morgana, wenn er sich ihr zu nähern versucht. Diese Stadt am Horizont mit ihren gotischen Kirchtürmen, Sinnbild einer befriedeten Welt, wird sich seinen Kindern oder Enkeln irgendwann öffnen, wenn er selbst nicht mehr da sein wird.

Wir sind gleichsam auf einem Schiff unterwegs – wie das Paar *Auf dem Segler* –, wir haben ein Ziel vor Augen, aber wir wissen nicht, wer den Kurs dieses Schiffs bestimmt. Wer hilft uns, das Ziel nicht zu verfehlen? Die beiden jungen Leute sind auf ihrer Reise offenbar nicht allein. Eine dritte Person muß mit an Bord sein. Wer steuert das Schiff? Wer setzt die Segel? Wer steht hinter dem Ruder? Friedrich zögert, es uns zu sagen. Wir ahnen nur, daß es da so etwas wie eine höhere Macht geben muß, in deren Hand unsere Lebensreise gegeben ist.

39 *Stadt bei Mondaufgang*, um 1817
Öl auf Leinwand
45,8 x 33 cm
Winterthur, Stiftung Oskar Reinhart

Im Anschluß an Bilder wie *Greifswald im Mondschein* oder *Auf dem Segler* gilt es, eine eigenartige Beobachtung festzuhalten. Die Vision zeigt uns die gotische Stadt am Horizont über dem Meer (oder den gotischen Dom in den Wolken hinter dem Wald) unversehrt, aber die der realen Welt angehörenden Klöster und Kirchen sind bei Friedrich bis auf ihre Grundfesten verfallen, ihre Fenster ausgebrochen, ihre Mauern von Vegetation überwuchert. Nicht zufällig übten die alten Gemäuer von Eldena und auf dem Oybin auf Friedrich eine geradezu magische Anziehungskraft aus. Die Bauwerke des Mittelalters sind in seiner Darstellung nur als Ruinen auf uns gekommen, der Gang der Zeiten und die Achtlosigkeit der Menschen haben sie dem Zerfall preisgegeben, unsere Gegenwart muß sich in ihren Trümmern einrichten. Und wie oft imaginiert Caspar David Friedrich bestehende intakte Bauwerke als bereits verfallen: die Jakobikirche in Greifswald, den Dom zu Meißen, die Stadt Neubrandenburg in Flammen und Rauch.

Dagegen kann die Zeit der Architektur gewordenen Vision nichts anhaben. Die mittelalterliche gotisierte Stadtsilhouette über den Wassern, die sich dem inspirierten Blick zeigt, die gotische Kirche, die dem an einen Felsblock gelehnten invaliden Wanderer in einer winterlichen Landschaft von 1811 (Abb. 47) erscheint, sie sind entrückt und unzerstörbar. Wir können sie nicht berühren und nicht beschädigen. Sie schauen aus einer anderen – jenseitigen, zukünftigen – Welt zu uns herüber.

40 *Friedhofseingang*, 1825
Öl auf Leinwand
(unvollendet)
143 x 110 cm
Dresden, Staatliche Kunstsammlungen

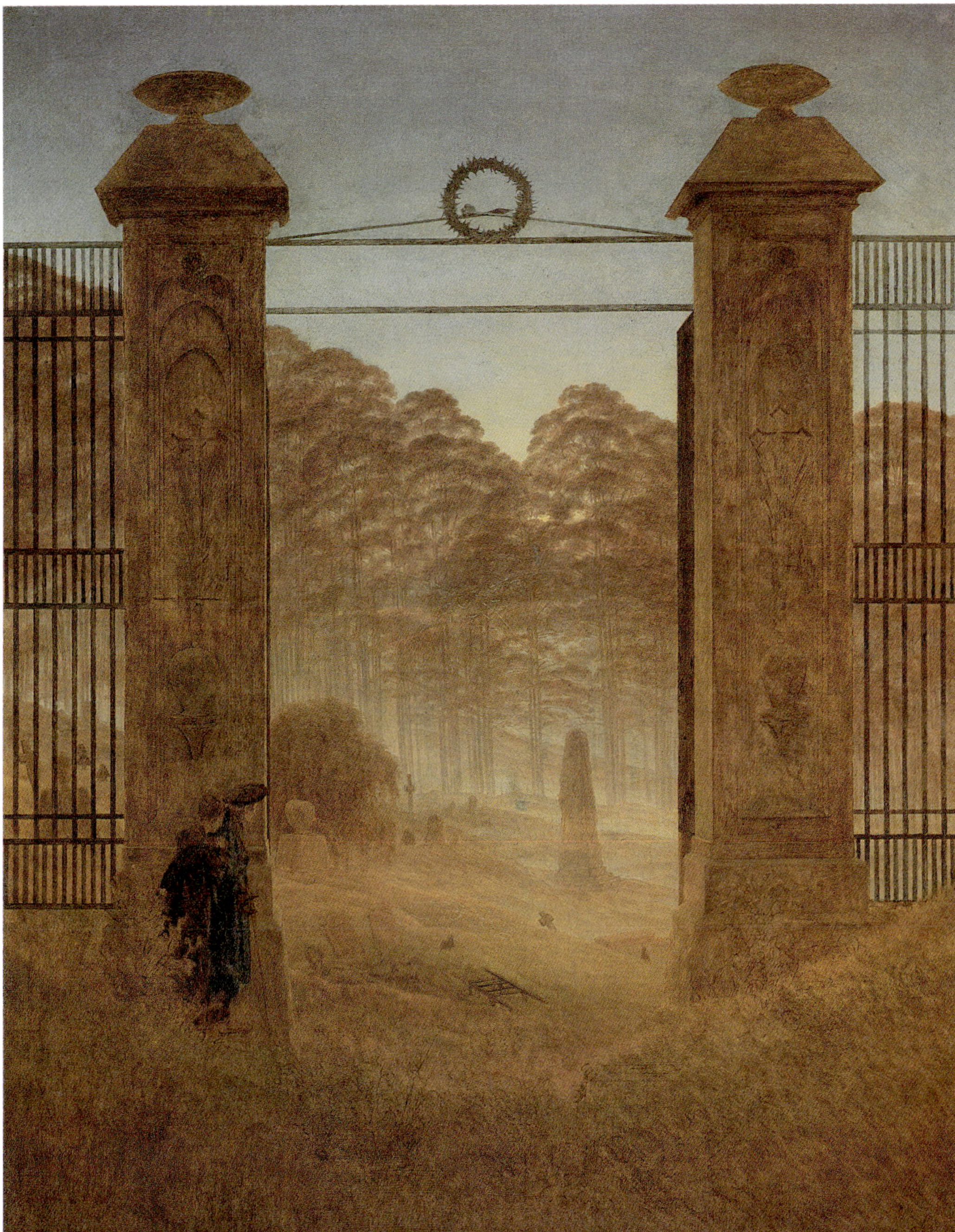

Die Vision mag sich in Nebel auflösen und sich unseren Augen entziehen, zerstört werden kann sie nicht.

Das Verschwinden der Vision erlebt Friedrich als einen Moment furchtbarer Tragik. Vielleicht nirgendwo in seinem Werk wird das so deutlich wie in dem um 1830-1835 zu datierenden Gemälde *Die Netze* (Abb. 42), mit dem er an das etwa anderthalb Jahrzehnte früher entstandene Bild *Greifswald im Mondschein* (Abb. 41) (1816-17) erinnerte. Dort hatte Friedrich – ähnlich wie dann im Gemälde *Auf dem Segler* – die Vision der Stadt am Horizont

41 *Greifswald im Mondschein,* 1816/17
Öl auf Leinwand
22,5 x 30,5 cm
Oslo, Nationalgalerie

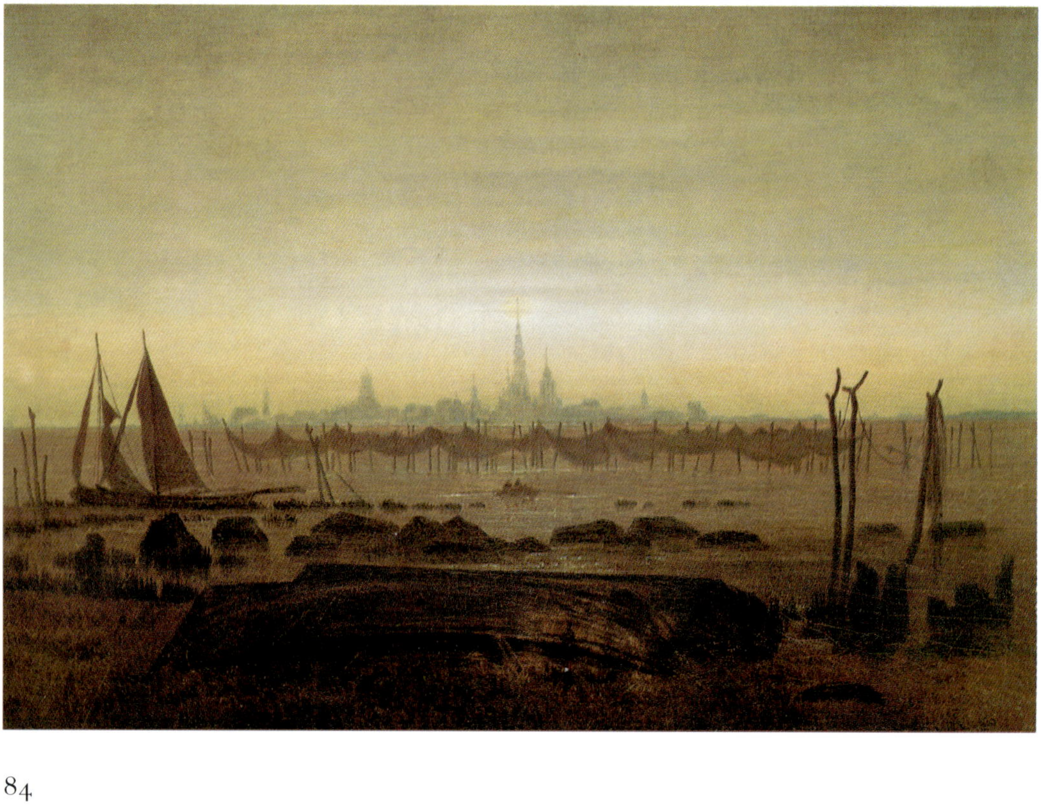

als etwas unerhört Verletzliches, Fragiles charakterisiert. Ihre architektonischen Elemente mögen im einzelnen unberührbar und damit auch unzerstörbar sein, als Ganzes kann sie sich uns von einem Augenblick auf den anderen entziehen. Für diese Ambivalenz der Vision hatte Friedrich in seinem Bild *Greifswald im Mondschein* einen eigenartigen Ausdruck gefunden: vermuten wir die Stadt in unmittelbarer Nähe, getragen von den strandnah ausgespannten Fischernetzen mit ihrem bis zur Horizontlinie hinaufstoßenden Stangenwerk, löst sie sich auf, erweist

42 *Die Netze*, um 1830-35
Öl auf Leinwand
21,5 x 30 cm
St. Petersburg, Eremitage

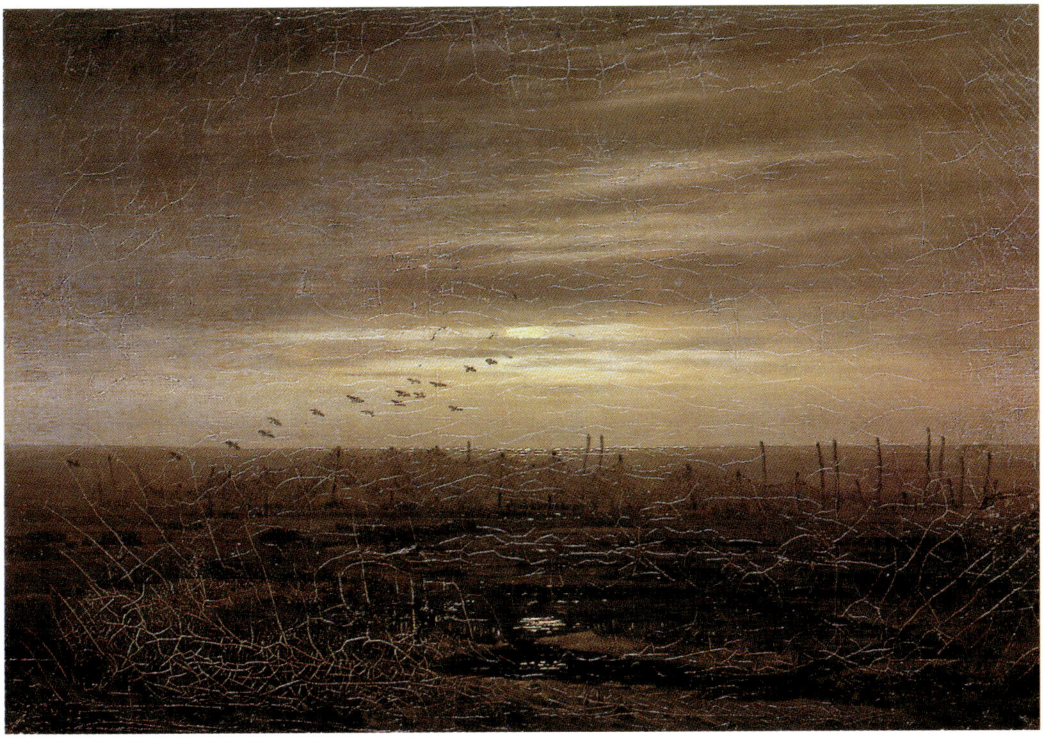

sie sich als Luftspiegelung. Begreifen wir sie aber als in großer Ferne liegend, gewinnt sie Realität, wird sie zu Epiphanie.

In dem formatgleichen Bild *Die Netze* erkennen wir nun das Gegenstück zur Vision von *Greifswald im Mondschein.* Es ist die gleiche Szenerie, die gleiche Abendstimmung, die gleiche malerische Behandlung von Meer und Himmel. Alles ist wie in der Vision *Greifswald im Mondschein* – der Strand, die ausgespannten, sich über die ganze Breite des Bildes erstreckenden Netze unter der Horizontlinie, das offene Meer – nur das Entscheidende fehlt: die Vision. Da gibt es keine schwimmende Stadt auf dem Meer, der Horizont und die Himmelszone bleiben nachdrücklich leer. Es fehlt das Ruderboot im Zentrum des Bildes mit den Figuren der beiden Männer, das mit den Kirchtürmen der Stadtsilhouette korrespondierte. Verschwunden ist auch das umgestürzte Boot am Strand, das Segelboot am Ufer links und die in Ufernähe aufgestellten Stangen rechts, dafür zieht ein Schwarm aufgeschreckter dunkler Vögel – Raben? Krähen? – in den Abendhimmel über den Fischernetzen.

Erinnern wir uns in der Betrachtung dieses Bildes an *Greifswald im Mondschein,* so erleben wir die Leere am Horizont über den Netzen als geradezu physischen Schmerz. Eine Welt ohne sinnverheißende Vision erscheint kaum erträglich. Ohne die Vorstellung eines noch so fernen versöhnten Jenseits offenbart sich uns das Diesseits als ein Ort trostloser Öde.

43 *Ostermorgen,* 1828
Öl auf Leinwand
43,7 x 34,4 cm
Sammlung Thyssen-Bornemisza, Madrid

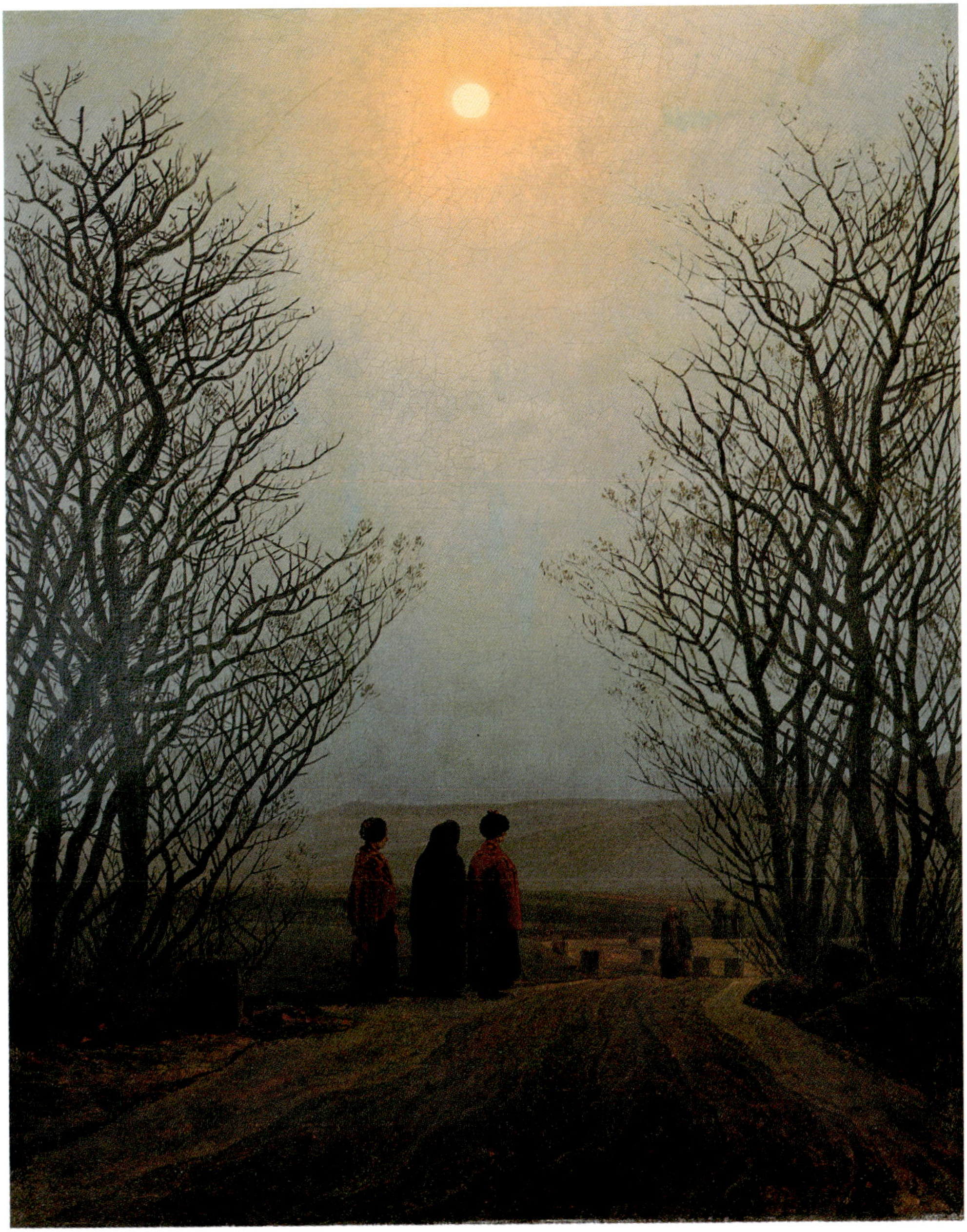

44 *Das Kreuz im Gebirge (Kruzifix im Tannenwald)*, 1812
Öl auf Leinwand
45 x 38,5 cm
Kunstmuseum Düsseldorf im Ehrenhof

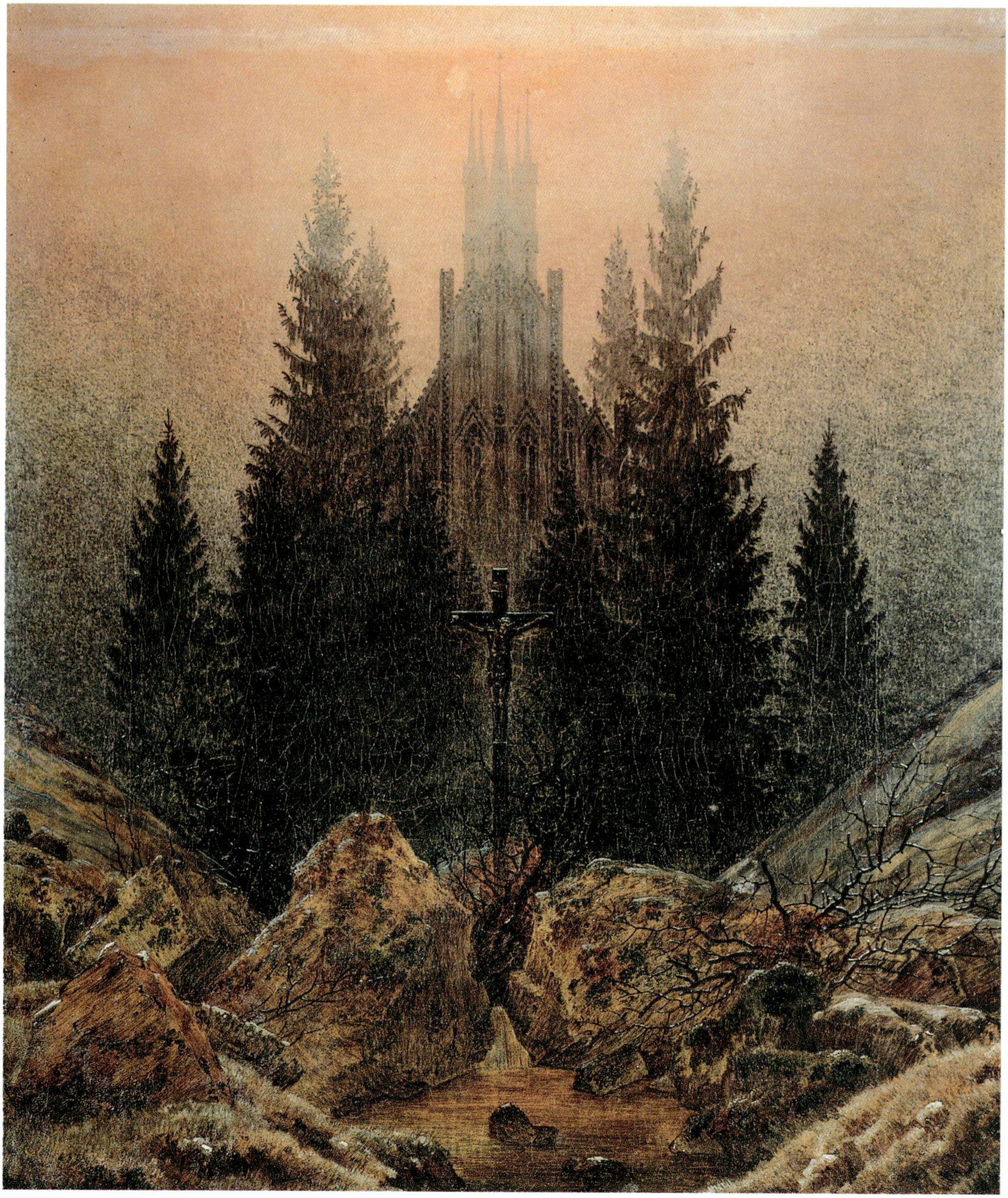

45 *Kreuz im Wald*, 1813
Öl auf Leinwand
42 x 32 cm
Staatsgalerie Stuttgart

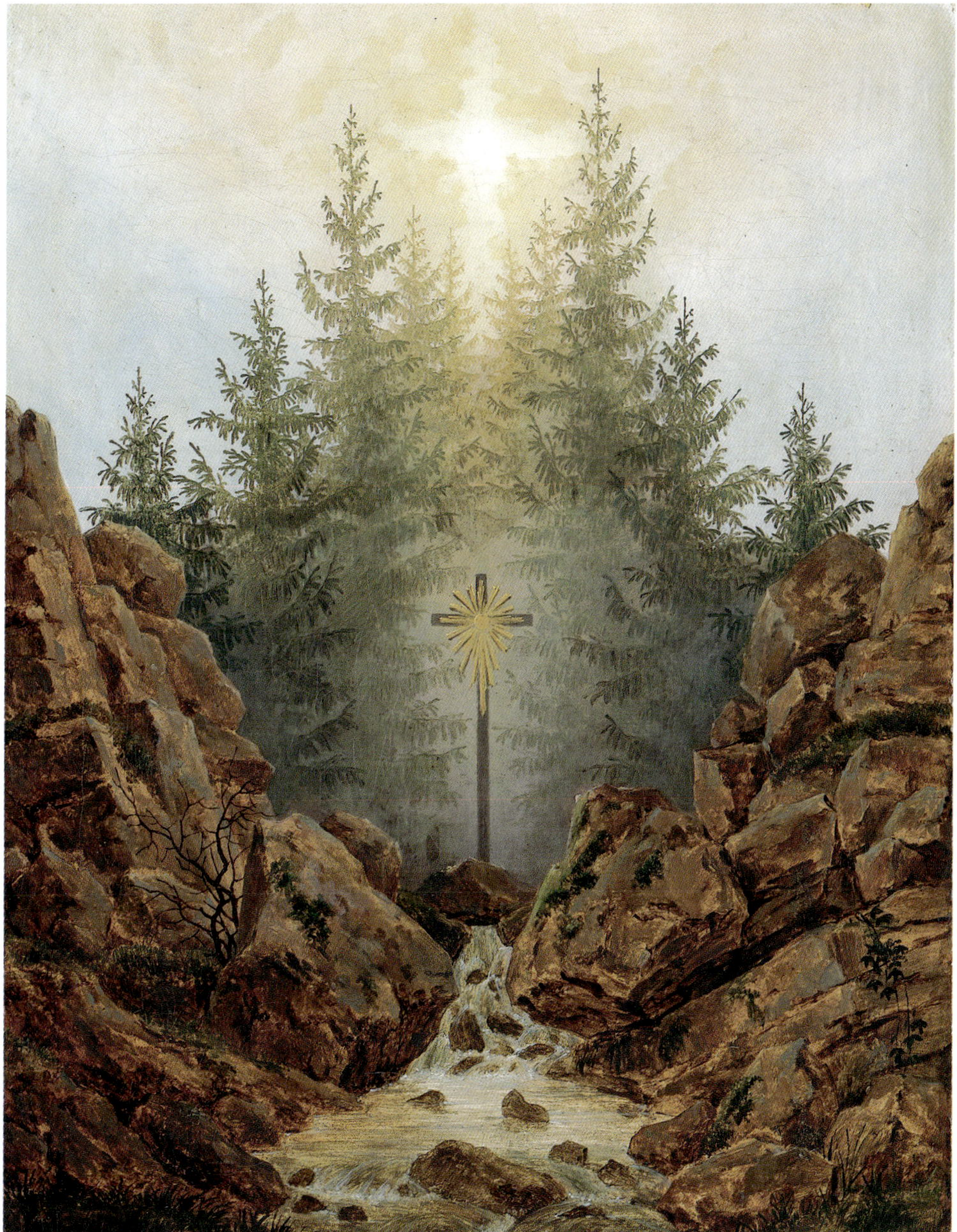

XII.

Der ungreifbare Charakter der Vision der gotischen Kirche – oder des stellvertretend für sie erscheinenden Kreuzes – wird in drei Bildern besonders deutlich, die 1811, bzw. 1812 und 1813 entstanden sind: *Winterlandschaft* (Abb. 47), *Das Kreuz im Gebirge* (Abb. 44) und *Kreuz im Walde* (Abb. 45). Vor allem die beiden letztgenannten müssen uns hier beschäftigen. Beide Male führt uns der Künstler in eine symmetrisch geordnete Gebirgswelt. Von Felsen eingefaßt erhebt sich jeweils im Mittelgrund des Bildes – in einer steinigen, unwegsamen, aber keineswegs

46 *Winterlandschaft*, 1811
Öl auf Leinwand
33 x 46 cm
Schwerin, Staatliche Museen

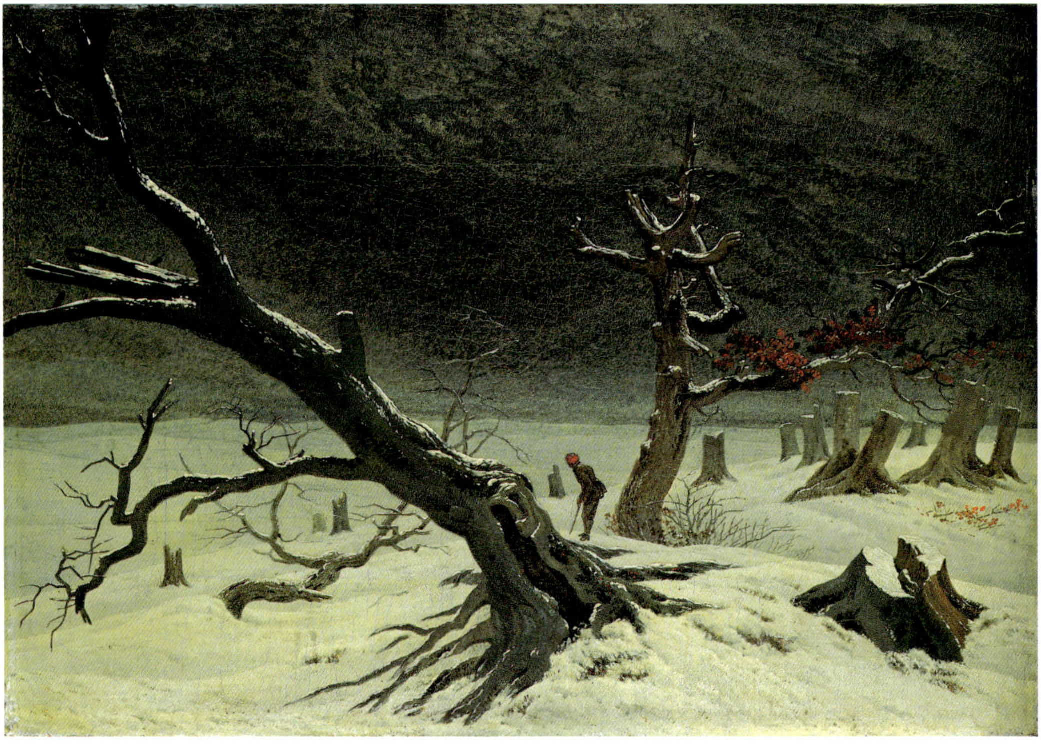

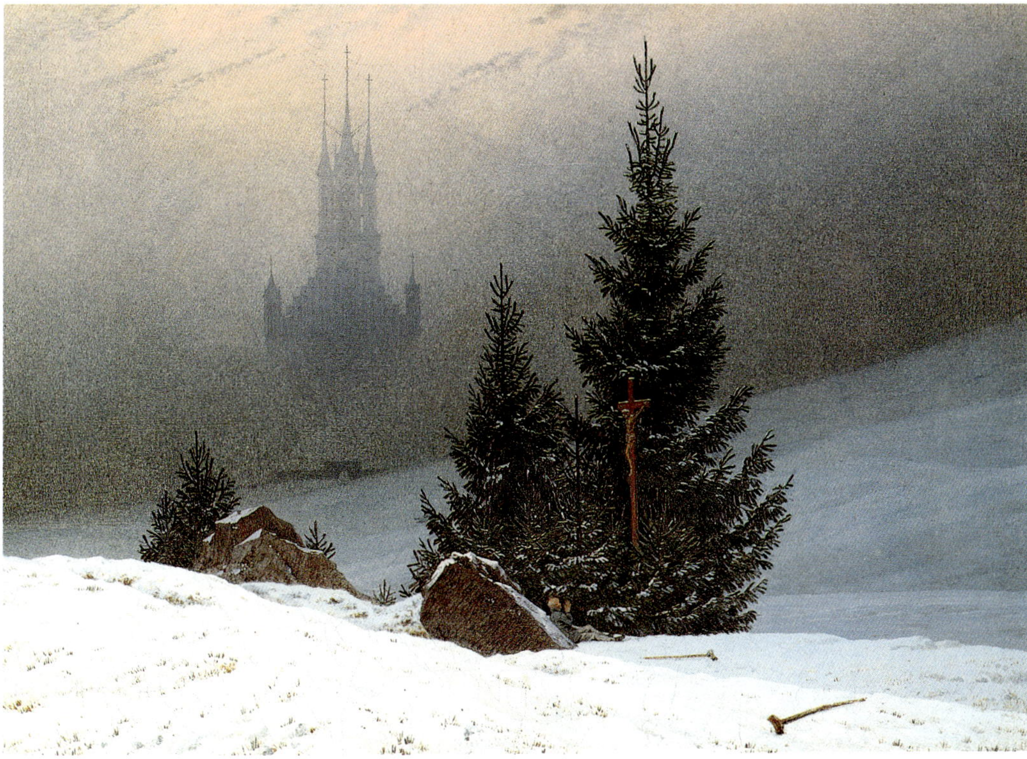

47 *Winterlandschaft mit Kirche,* 1811
Öl auf Leinwand
33 x 46 cm
London, National Gallery

unerreichbaren Zone – ein Kreuz. Einmal ist es mit der als Skulptur geformten Figur des Kruzifixus besetzt, einmal mit barocker Gloriole, mit Sonne und Strahlenkranz geschmückt. Zu Füßen dieses Kreuzes – das zeichenhaft für unsere Erlösung steht – entspringt in beiden Bildern ein Quell: das Wasser des Lebens. Es erinnert uns daran, daß der Tod des Gekreuzigten für uns Leben bedeutet – Tod und Leben gehören nicht nur am Ursprung des Christentums zusammen, sind nicht zu trennen.

Hinter dem Kruzifixus des Bildes von 1812 steigt, von beiden Seiten durch Tannen gestützt, eine gotische Kirche (deren Form vom Ostgiebel der Neubrandenburger Marienkirche inspiriert ist) in den Himmel. Hinter dem *Kreuz im Wald* mit dem Strahlenkranz wird eine Lichterscheinung in Kreuzform sichtbar, die die Wolken aufreißen läßt – als handelte es sich um den Einbruch des Urlichts.

Die Nadelbäume[11], die Kreuz, Kathedrale und das kreuzförmige Lichtphänomen schützend einfassen, gehören einem Zwischenbereich an, vermitteln zwischen dem realen Vordergrund und dem visionären Hintergrund. In ihrer schlanken Vertikalität lassen sie an Architekturen denken, antworten sie auf die Gestalt der Kirchtürme. Es ist, als habe Friedrich auch der Natur die Fähigkeit zur Ausbildung einer gotischen Formensprache unterstellen wollen. Die Nadelbäume wurzeln – wenn auch in einem dunklen, von den Felsen verstellten, kaum noch betretbaren Bereich – durchaus fest in der irdischen Welt, aber sie streben hinauf ins Licht, in die Zone des Himmels. Auf eine Epoche, die von der Säkularisierung kirchlicher Bauten geprägt war, antwortet Friedrich mit einer Sakralisierung der Natur.

Die Kirche in der *Winterlandschaft* (Abb. 47)von 1811 ist so wenig greifbar wie die hinter dem *Kreuz im Gebirge* (Abb. 44) von 1812. Die Lichterscheinung im Bild von 1813 ist es noch viel weniger. Mit der dargestellten Lichtvision hat Caspar David Friedrich einen äußersten Punkt in der Beschwörung eines transzendenten, zeitlosen Bereichs erreicht. Nur mit großer Scheu wagte er sich an die Darstellung dessen, was jenseits der Phänomene der sichtbaren Welt liegt und dessen Wahrnehmung darum unserem Auge verborgen bleiben muß. Doch sei an zwei weitere Beispiele aus seinem Werk erinnert: an das schon besprochene Sepiablatt von 1833/34 aus der Hamburger Jahreszeiten- und Lebensalterfolge mit den betenden Engeln über den Wolken, das auch unter dem Titel *Verei-*

48 *Vision der christlichen Kirche*, um 1812
Öl auf Leinwand
67 x 51,8 cm
Sammlung Georg Schäfer, Obbach bei Schweinfurt

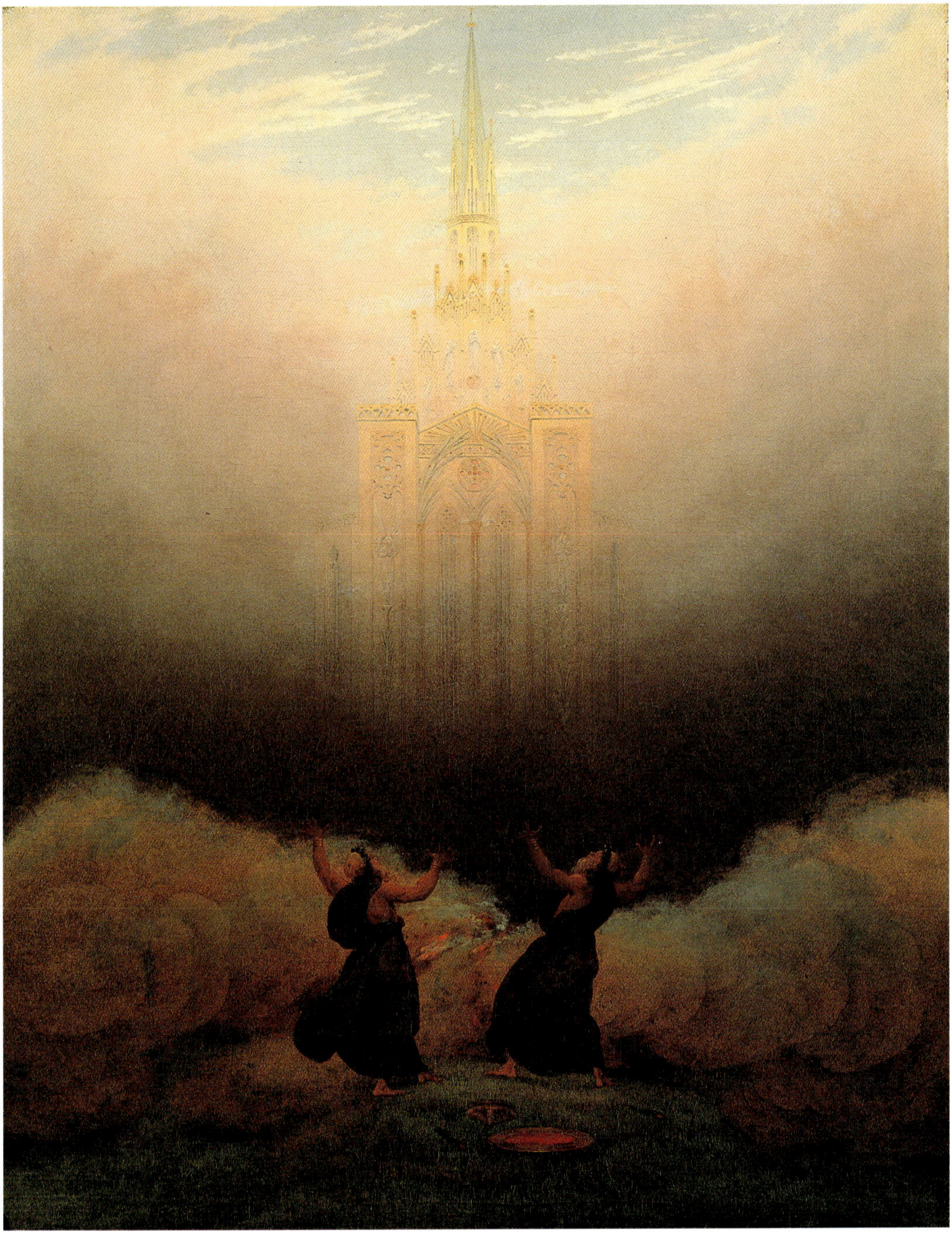

nigung der Seele mit dem Urlicht bekannt ist (Abb. 25), und an das 1818 geschaffene Gemälde *Die Kathedrale* (Abb. 49), das im Zusammenhang mit Friedrichs Entwürfen für die Ausstattung der Marienkirche in Stralsund entstanden ist, an die auch die im Bild aus den Wolken auftauchende Kirchenfassade erinnert. Freilich hat Friedrich sie hier seinen Intentionen entsprechend idealisiert, was für ihn immer *gotisiert* bedeutet. Dem Westturm im Zentrum des Bildes hat er an Stelle der barocken Kuppel einen sich in den Himmel reckenden schlanken Turmaufbau aufgesetzt und diesen links und rechts mit zwei weiteren Türmen eingefaßt, die ihn schützend umstehen wie die Tannen die Kirche im Gemälde *Das Kreuz im Gebirge* (Abb. 44). Angeregt durch den spitzbogigen Rahmen, den Friedrich für sein Bild der *Kathedrale* (Abb. 49) bestimmt hatte, hat Helmut Börsch-Supan das Gemälde als »Ausblick aus einem Kirchenfenster in die Transzendenz« gedeutet.

Friedrichs Bild *Die Kathedrale* lenkt unseren Blick aber in gleicher Weise wie auf die sich in Licht auflösende Kirchenerscheinung auf einen Chor der Engel, der sich über den aufsteigenden Wolken am Fuß der Kathedrale, umspannt vom Symbol des Regenbogens, um ein Kreuz versammelt hat, das zugleich die andere, innere Lichtquelle des Gemäldes darstellt. Von ihm – oder genauer: von der Stelle, an der wir das Haupt des (abwesenden, weil auferstandenen) Christus vermuten dürfen –, geht ein intensives Leuchten aus, als hätte die von Sternen symmetrisch umgebene Sonne seinen Platz eingenommen.

49
Die Kathedrale, um 1818
Öl auf Leinwand
152,5 x 70,5 cm
Sammlung Georg Schäfer, Obbach bei Schweinfurt

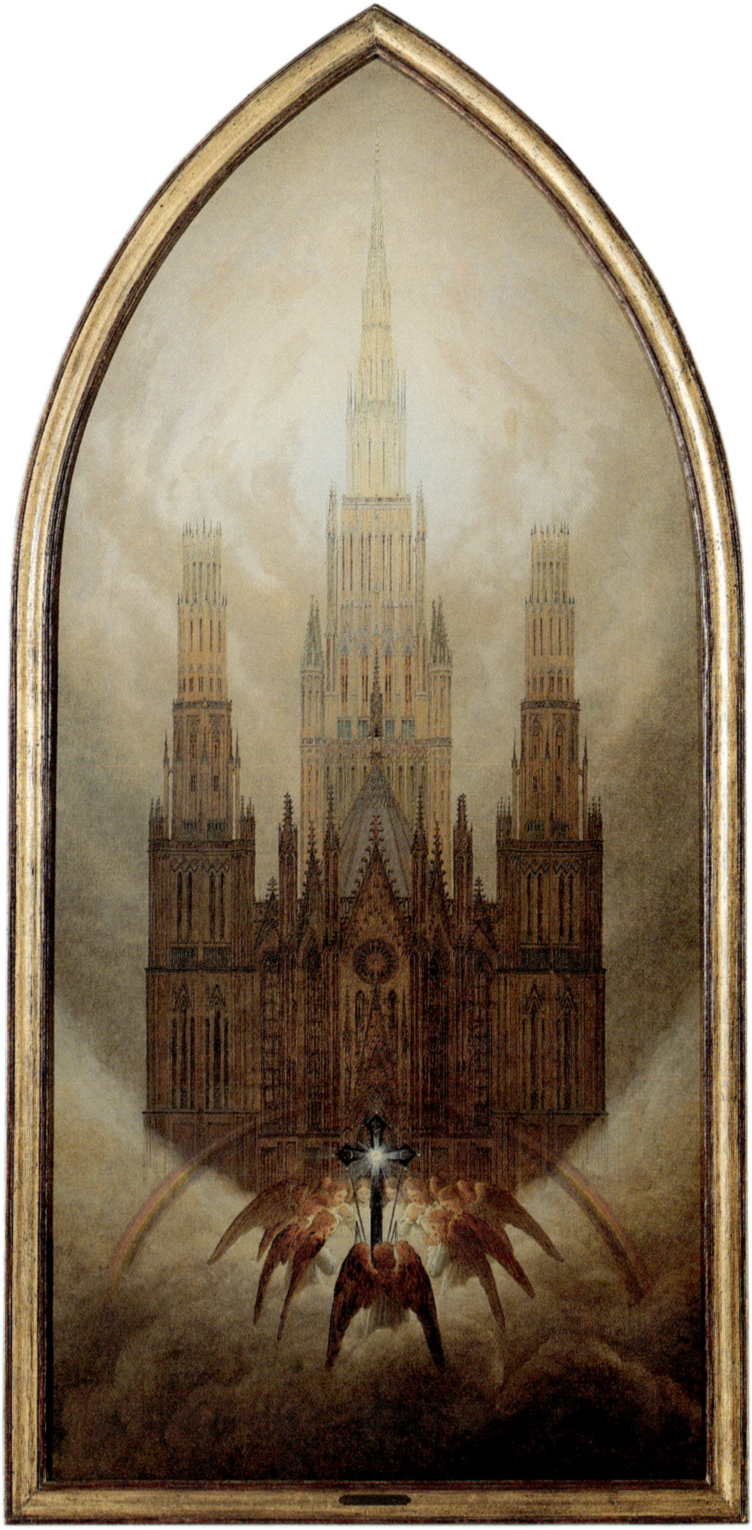

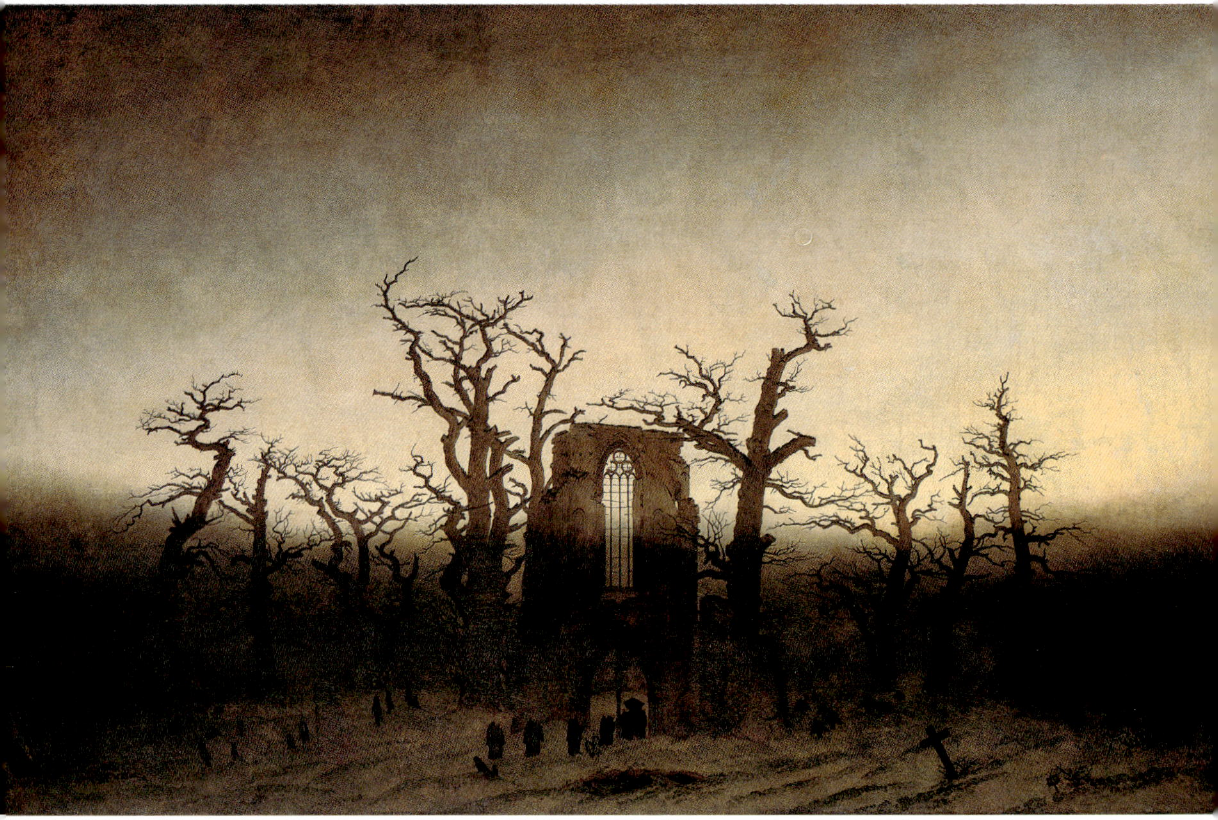

50 *Abtei im Eichwald*, 1809-10
Öl auf Leinwand
110,4 x 171 cm
Berlin, Nationalgalerie (Galerie der Romantik)

Wieder sehen wir Friedrich an einer Grenze. Weiter als in seiner visuellen Interpretation von Gedanken der neuplatonischen Lichtmetaphysik (die auch in der Lehre Fichtes vom Urlicht wie in Arndts Gedanken an eine kommende »Zeit der Religion des Lichts« reflektiert erscheinen) konnte er in der Beschwörung des Transzendenten nicht gehen. Wie Dante, der sich im 33. und letzten Gesang des ›Paradiso‹ seiner ›Divina Commedia‹ vom Lichtmeer des Empyreum gleichermaßen bewegt und geblendet fühlt (und nur noch in Gleichnissen reden kann), weiß auch Friedrich, daß er dabei ist, an einen Bereich zu rühren, über den Aussagen zu machen uns verwehrt ist.

»Denn meine Blicke, die nun klar geworden,
Die tauchten immer tiefe in die Strahlen
Des hohen Lichtes, das die Wahrheit selbst war.
Von jetzt ab war mein Schauen noch viel größer
Als unsre Sprache, die ihm nicht gewachsen,
und das Gedächtnis weicht dem Unerhörten«

heißt es bei Dante (in der Übersetzung von Hermann Gmelin).

XIII.

Auf den Feldern der vorderen Sarkophagwand auf dem Gemälde *Huttens Grab* (Abb. 51) sind die Namen von sechs Männern eingeschrieben, denen sich Friedrich in besonderem Maße verbunden fühlte, unter ihnen Arndt und Görres. Arndt und Görres waren es auch[12], denen der Künstler in seinem Verständnis einer zukünftigen Kirche besonders verpflichtet war. Aufbauend auf dem Eindruck der Texte von Novalis – nicht zuletzt ›Die Christenheit oder Europa‹ – und der Ideen Schleiermachers – dem er zuerst 1810, dann wieder 1818 persönlich begegnet war und dem er sich freundschaftlich verbunden fühlte – hatte sich Friedrich über viele Dinge Gedanken gemacht, die weit über das hinausgingen, was man einem anscheinend nur von inniger Naturfrömmigkeit erfüllten Landschaftsmaler zutrauen mochte. Eimer hat nachdrücklich darauf hingewiesen, daß »Friedrich als Hörer in theologischen Vorlesungen und als Bibliotheksbesucher greifbar ist«[13]. Seine um 1830 verfaßten ›Äußerungen bei Betrachtung einer Sammlung von Gemälden‹ zeigen ihn überdies als Kenner der philosophischen Gedanken eines Fichte oder Hegel und verraten einen unabhängigen, stets zu lebhaftem Widerspruch neigenden Kopf.

Der Protestant Ernst Moritz Arndt und der Katholik Joseph Görres hatten, von der Aufbruchstimmung der Jahre 1813/14 ergriffen, den gleichen Traum geträumt: den von der einen ungeteilten und »überkonfessionellen Kirche für die in Entstehung begriffene Nation«[14]. Sie war eine Vision »aus Geist geboren«, sie wirkte wie eine neue Epiphanie. Man hegte die Auffassung, daß alles völlig neu in der christlichen Religion beginnen müsse und daß sich alle Unzulänglichkeiten ausscheiden ließen. Eine neue Reformation schien gefordert, die alle Konfessionen ergreifen mußte. »Die reine Inspiration war nun die treibende Kraft für dieses großartige Gebäude der Zukunft. Es war auch das Anliegen Schleiermachers gewesen, Gott Vater... durchweg als Geist zu betrachten.« Aber, fragt Eimer, »setzte nicht die Geburt der Kirche der Zukunft eine Zerstörung des vorhergehenden voraus?«[15]

Dieser Überzeugung scheint jedenfalls Caspar David Friedrich gewesen zu sein. So wird er nicht müde, uns die gegenwärtige Kirche in ihrem Verfall, nur als Ruine an einstige Größe erinnernd vor Augen zu stellen – indes das Bild der heilen Kirche der Zukunftsvision vorbehalten ist und sich uns nur als Verheißung am Horizont zeigt. Von hier aus erklärt sich auch Friedrichs Liebe für das Mittelalter, die nichts mit der Schwärmerei der Nazarener zu tun hat: der gotische Dom steht für ein Zeitalter, in dem die Christenheit – wie auch Novalis gesehen hat – eine Einheit darstellte. Wenn Friedrich über die Bilder der Ruinen und des Verfalls hinaus an die Kirche seiner Zeit denkt, dann sieht er sie – ganz im protestantischen Sinne – auf die Gestalt Christi reduziert, dann imaginiert er sie in der Vorstellung des Kreuzes und des Kruzifixus. Durch diese Phase der Besinnung, diese Reduktion auf das Wesentliche, muß sie hindurch, wenn sie neu beginnen will. Nur so kann aus ihr auch jene Kathedrale der Zukunft erwachsen, in der die Gläubigen aller Konfessionen zueinander finden, um sich nicht wieder zu trennen.

Das mögen auch die Gedanken sein, die dem sinnenden, auf seinen Degen gestützten Wanderer mit altdeutschem Barett, dem »Demagogen« am Grabe Ulrich von Huttens, durch den Kopf gehen, wenn er Vergangenheit, Gegenwart und Zukunft bedenkt. Patriotische und religiöse Gedanken und Empfindungen hat Friedrich nie trennen wollen, weder in seinem Leben noch in seinen Bildern.

Die Natur hat von dem alten Gemäuer Besitz ergriffen, ein Schmetterling entschwebt dem Erdspalt unter dem Sarkophag, hinter der leeren Fensteröffnung strahlt das Abendlicht und verheißt eine freie Welt, der moosbewachsenen Mauerkrone entsprießt eine kleine Tanne und neben ihr öffnet sich der Himmel. So bergen die Trümmer einstiger Größe zugleich ein Versprechen. Der Wanderer, der in der Einsamkeit der Grabstätte Halt gemacht hat, lernt die Hieroglyphen der Natur zu lesen.

Erinnern wir uns am Ende unserer Betrachtung noch einmal an die Wanderer, die auf ihrem Weg vor der in der Abenddämmerung auftauchenden Silhouette der Stadt Neubrandenburg innehalten, oder an jene, die an den Strand der Ostsee gelangt sind und vor dem Meer in der Anschauung des Mondaufgangs verharren, in sie versunken scheinen. Ihnen wird eine Offenbarung zuteil. Die Natur beginnt zu ihnen zu sprechen, und sie spricht von Zyklus, Zeit und Ewigkeit. Caspar David Friedrich hat ein Leben lang versucht, ihre Sprache zu verstehen und uns in suggestiven Andeutungen zu vermitteln, was sie ihm zu sagen hatte.

51 *Ulrich von Huttens Grab,*
um 1823/24
Öl auf Leinwand
93 x 73 cm
Weimar, Staatliche
Kunstsammlungen

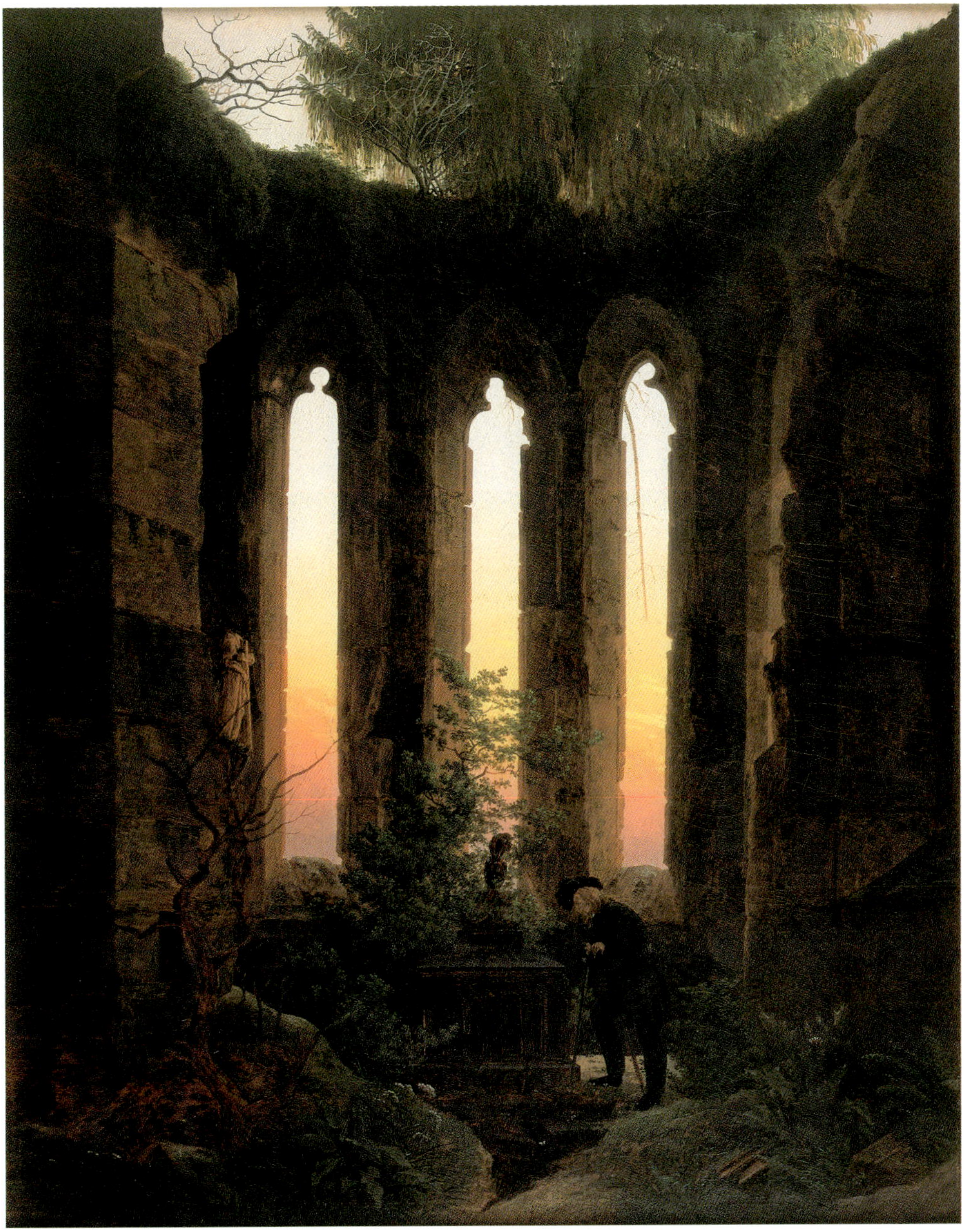

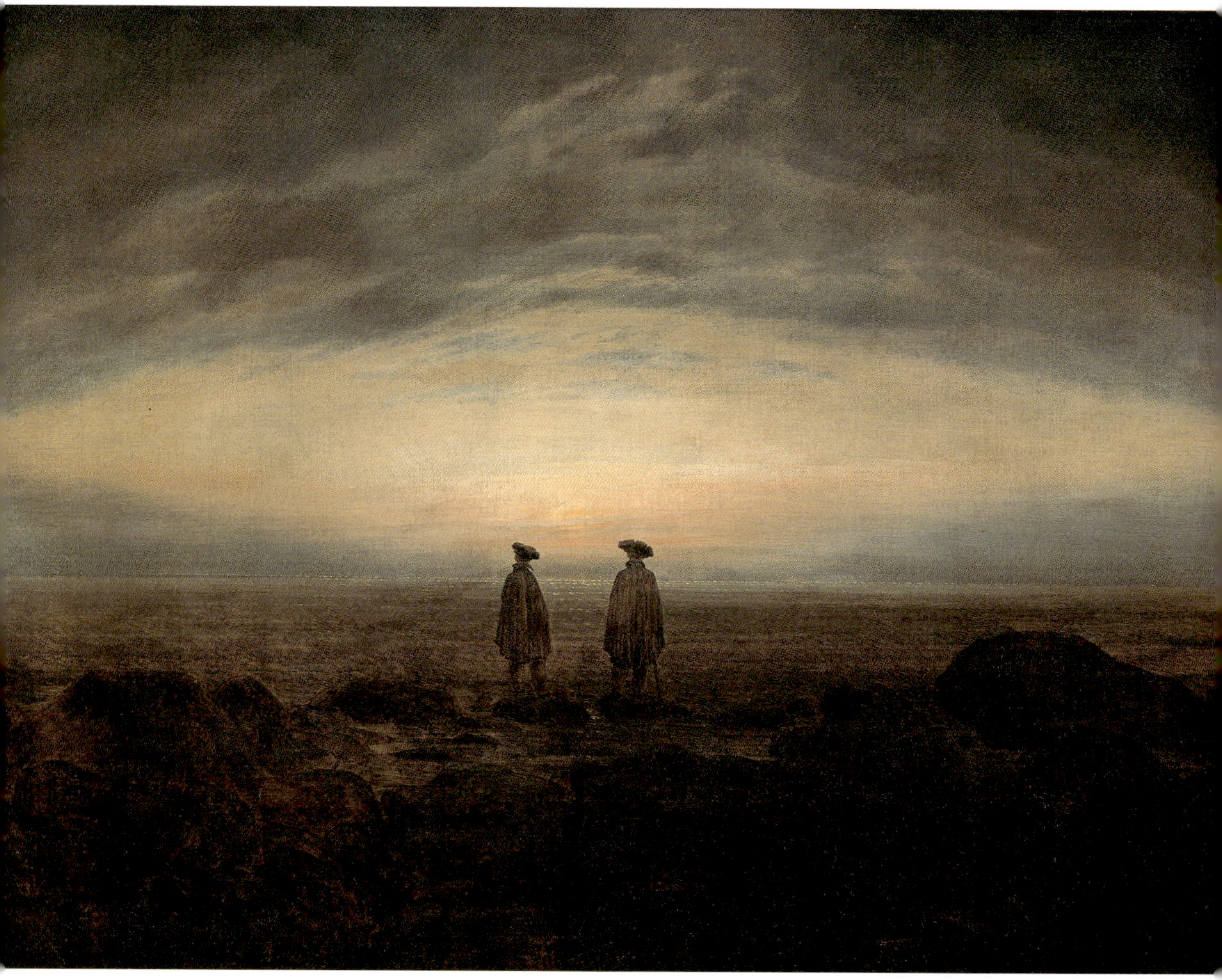

52 *Zwei Männer am Meer bei Mondaufgang*, um 1817
Öl auf Leinwand
51 x 66 cm
Berlin, Nationalgalerie (Galerie der Romantik)

Friedrichs Landschaften, die sich auf den ersten Blick so selbstverständlich geben, die so selbst-evident erscheinen und so einfach zu deuten, sind in Wahrheit tiefsinnige Gleichnisse. »Dergleichen Bilder waren früher nicht gewesen und werden schwerlich wiederkommen«, schrieb Friedrichs Freund Wilhelm von Kügelgen in seinen ›Jugenderinnerungen eines alten Mannes‹, »denn Friedrich war ein Einundeinzigster in seiner Art, wie alle wirklichen Genies.«[16]

Anmerkungen

1 Laszlo F. Földényi, *Caspar David Friedrich – Die Nachtseite der Malerei*, München 1993.

2 Friedrich liebte die Ambivalenz und hat nicht selten in seinen Bildern offengelassen, ob es sich um das Licht des aufgehenden Mondes oder der untergehenden Sonne, bzw. ob es sich um eine Morgen- oder Abenddämmerung handelte – der Streit der Interpreten kann ihm nicht unrecht gewesen sein.

3 Vgl. Karl-Ludwig Hoch, *Caspar David Friedrich in Böhmen*, Stuttgart 1987.

4 Vgl. Peter Märker, *Geschichte als Natur. Untersuchungen zur Entwicklungsvorstellung bei Caspar David Friedrich*, (Diss.), Kiel 1974.

5 Dargestellt ist der Chor der Sakristei der Klosterkirche auf dem Oybin. Huttens Grab befindet sich tatsächlich auf der Insel Uffnau im Züricher See vor der Kapelle des Hl. Udalricus. Aus Anlaß seines 300. Todestages (1823) wurde beklagt, daß kein Denkmal an ihn erinnerte.

6 Das in der Hamburger Kunsthalle befindliche Gemälde zeigt eine Version dieses Bildmotivs, in dem das gekenterte Schiff einen anderen Namen trägt. Die gescheiterte »Hoffnung« war auf einem thematisch verwandten, verschollenen Bild der gleichen Periode dargestellt. Der Titel wurde von dem einen auf das andere Gemälde übertragen.

7 Vgl. Anm. 4.

8 Im Unterschied zur linearen Auffassung des Geschichtsprozesses, welche die jüdisch-christliche Tradition im Sinne eines »Heilsgeschehens« beherrscht, folgten die Humanisten in der Renaissance der griechisch-römischen Vorstellung einer zyklischen Entsprechung der Epochen. Bedeutete doch die Renaissance selbst die Wiedergeburt antiker Größe.

9 Lorenz Oken, *Lehrbuch der Naturphilosophie*, 3 Bde. Jena 1809/10.

10 Zuerst bei Willi Wolfradt, *C. D. Friedrich und die Landschaft der Romantik*, Berlin 1924.

11 Tannen und Fichten sind in den Bildern Friedrichs nicht immer deutlich unterschieden.

12 Vgl. Gerhard Eimer in seiner Schrift *Zur Dialektik des Glaubens bei Caspar David Friedrich*, Frankfurt am Main, 1982.

13 Ebd.

14 Ebd.

15 Ebd.

16 Wilhelm von Kügelgen war der Sohn des ermordeten Gerhard von Kügelgen (siehe Abb. 30).

Caspar David Friedrich – Lebensstationen

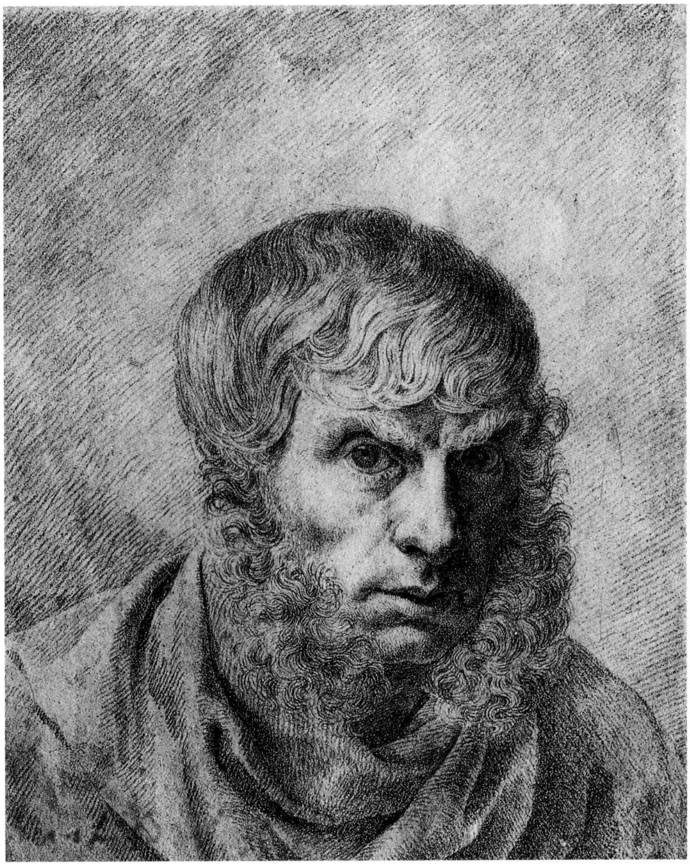

53 *Selbstbildnis*, um 1810
Bleistift, Kreide
23 x 18,2 cm
Berlin, Nationalgalerie

1774
Caspar David Friedrich wurde am 5. September in Greifswald in Schwedisch-Pommern geboren (vom Westfälischen Frieden 1648 bis zum Wiener Kongreß 1815 gehörte Neuvorpommern zu Schweden). Seine Eltern sind Adolf Gottlieb Friedrich (1730-1809) und Sophie Dorothea, geb. Bechly (1747-1781). Der Vater war Lichtgießer und Seifensieder. Caspar David war das sechste von zehn Kindern. Zwei der Geschwister starben im frühen Kindesalter, eine Schwester, zwanzigjährig, an Fleckfieber. Der Bruder Johann Christoffer, ein Jahr jünger als Caspar David, ertrank, gerade zwölf Jahre alt, vor seinen Augen (1785). Zeichenunterricht bei Johann Gottfried Quistorp

1794
Besuch der Kunstakademie in Kopenhagen

1798
Rückkehr aus Kopenhagen nach Greifswald. Im Herbst Übersiedlung nach Dresden

1799
Zum ersten Mal auf der Dresdener Akademieausstellung vertreten

1801
Reist über Neubrandenburg nach Greifswald, wo ihn Runge besucht. Aufenthalt auf Rügen

1802
In Greifswald und auf Rügen. Rückkehr nach Dresden. Trifft Runge wieder. Begegnung mit Tieck

1803
Sommerwohnung in Loschwitz bei Dresden

1805
Gerhard von Kügelgen in Dresden, der bald zu Friedrichs Freundeskreis gehört. Teilnahme an dem von den Weimarer Kunstfreunden veranstalteten Wettbewerb, gewinnt den (geteilten) ersten Preis

1806
Über Neubrandenburg nach Greifswald und Rügen. Rückkehr nach Dresden. Begegnung mit Gotthilf Heinrich von Schubert

1807
Reise nach Nordböhmen

1808
Erneute Reise nach Nordböhmen. Streit um das Bild »Das Kreuz im Gebirge« (Tetschener Altar)

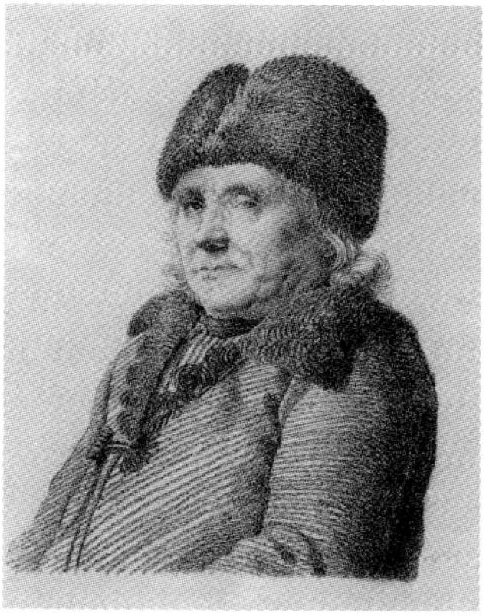

54 *Bildnis des Vaters Adolph Gottlieb Friedrich*, um 1798
Kreide in Schwarz
25 x 20,5 cm
Greifswald, Städtisches Museum

1809
In Neubrandenburg und Greifswald

1810
Wanderung in das Riesengebirge mit Georg Friedrich Kersting. Besuch von Schleiermacher und Goethe. Kleists Aufsatz über das Bild »Der Mönch am Meer« erscheint in den Berliner Abendblättern. Friedrich wird – mit knapper Mehrheit – zum Mitglied der Berliner Akademie der Künste gewählt

1811
Wanderung durch den Harz mit dem Bildhauer Gottlieb Christian Kühn. Auf dem Rückweg Besuch bei Goethe

1813
Begegnung mit Ernst Moritz Arndt in Dresden. Aufenthalt im Elbsandsteingebirge

1814
Aufenthalt im Plauenschen Grund

1815
Neuvorpommern fällt an Preußen. Friedrich in Greifswald

1816
Zum Mitglied der Dresdener Kunstakademie ernannt

1817
Bekanntschaft mit Carus in Dresden

1818
Heiratet Caroline Bommer. Reise nach Greifswald. Besuche in Wolgast und Stralsund. Aufenthalt auf Rügen. Rückkehr nach Dresden. Der norwegische Maler Dahl kommt nach Dresden

1819
Geburt der Tochter Emma

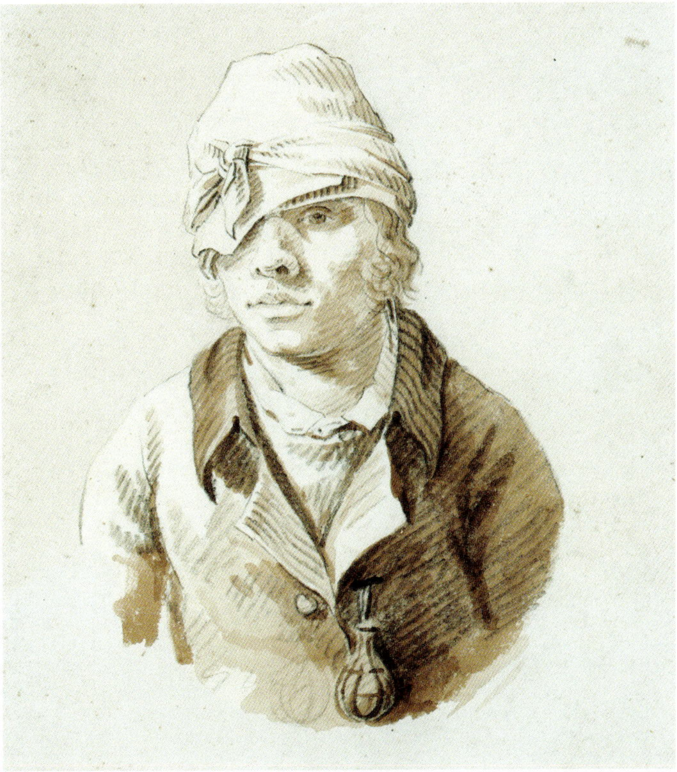

55 *Selbstbildnis mit Mütze und Visierklappe,* 1802
Bleistift und Pinsel in Braun
17,5 x 10,5 cm
Hamburger Kunsthalle

1820
Ermordung Gerhard von Kügelgens. Besuch von Peter Cornelius und Karl Förster bei Friedrich sowie des Großfürsten Nikolaus von Rußland. Umzug in das Haus An der Elbe 33

1821
Besuch des russischen Dichters W.A. Shukowski

1822
Besuch von Friedrich de la Motte Fouqué

1823
Dahl zieht in das Haus An der Elbe 33. Geburt der Tochter Agnes Adelheid

1824
Friedrich wird zum außerordentlichen Professor an der Dresdener Kunstakademie ernannt – ohne Lehrverpflichtung, aber verbunden mit Residenzpflicht in Dresden. Geburt des Sohnes Gustav Adolf

1826
Erkrankung. Zur Kur auf Rügen

1828
Nach Teplitz

1830
Besuch des Kronprinzen Friedrich Wilhelm von Preußen

1834
Besuch des französischen Bildhauers David d'Angers

1835
Schlaganfall. Kuraufenthalt in Teplitz

1836
Besuch Wilhelm von Kügelgens. Erneuter Kuraufenthalt in Teplitz

1838
Hochzeit der Tochter Emma mit Robert Krüger, einem Elbfischer

1839
Letzter Besuch von Carus

1840
Letzter Besuch von Shukowski. Friedrich stirbt am 7. Mai in Dresden und wird am 10. Mai auf dem Dresdener Trinitatsfriedhof begraben

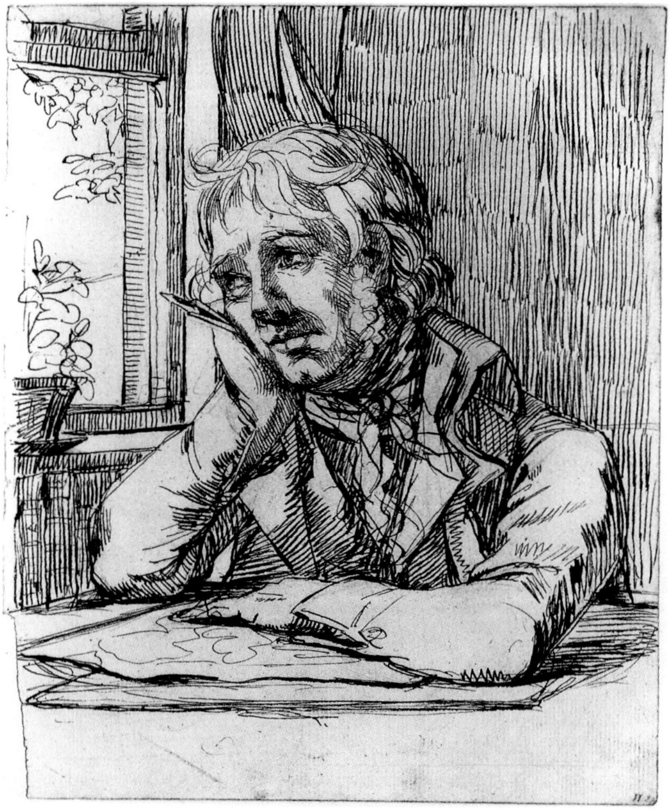

56 *Selbstbildnis*, um 1803
Federzeichnung über Bleistift
267 x 215 mm
Hamburger Kunsthalle

Verzeichnis der abgebildeten Werke

Bibliographie

Neuere Literatur zu Caspar David Friedrich in Auswahl

Helmut Börsch-Supan und Karl Wilhelm Jähnig, *Caspar David Friedrich, Gemälde, Druckgraphik und bildmäßige Zeichnungen* (Werkkatalog), München 1973

Helmut Börsch-Supan, *Caspar David Friedrich, Landschaft als Sprache*, München 1973 (4. Aufl, 1990)

Matthias Eberle, *Individuum und Landschaft*, Gießen 1980

Gerhard Eimer, *Zur Dialektik des Glaubens bei Caspar David Friedrich*, Frankfurt a. M. 1982

Laszlo F. Földényi, *Caspar David Friedrich, Die Nachtseite der Malerei*, München 1993

Karl-Ludwig Hoch, *Caspar David Friedrich in Böhmen. Bergsymbolik in der romantischen Malerei.* Stuttgart 1987

Karl-Ludwig Hoch, *Caspar David Friedrich in der Sächsischen Schweiz*, Dresden 1996

Werner Hofmann, *Caspar David Friedrich.* (Katalog der Hamburger Ausstellung), München 1974

Jens Christian Jensen, *Caspar David Friedrich, Leben und Werk*, Köln 1974 (Neuausgabe Köln 1999)

Thomas Kellein, *Caspar David Friedrich. Der künstlerische Weg*, München 1998

Joseph Leo Koerner, *Caspar David Friedrich. Landschaft und Subjekt*, München 1998

Peter Märker, *Geschichte als Natur. Untersuchungen zur Entwicklungsvorstellung bei Caspar David Friedrich*, Kiel 1974

Peter Rautmann, *Caspar David Friedrich. Das Eismeer. Durch Tod zu neuem Leben*, Frankfurt a. M. 1991

Wieland Schmied, *Caspar David Friedrich*, Köln 1975, (erweiterte Neuausgabe 1992)

Werner Sumowski, *Caspar David Friedrich – Studien*, Wiesbaden 1970

Photonachweis

Dresden, Staatliche Kunstsammlungen, Gemäldegalerie: Abbildung 2, 7, 29, 31, 40

Greifswald, Städtisches Museum: Abb. 8

Kiel, Stiftung Pommern, Foto: Horst Rothang: Abb. 5

Kunstsammlungen zu Weimar, Foto: R. Dreßler: Abb. 51

Museum der Bildenden Künste Leipzig, Maximilian Speck von Sternburg Stiftung: Abb. 38

Museum Oskar Reinhart am Stadtgarten, Winterthur: Abb. 39

Paris, Louvre, Photo RMN – Arnaudet: Abb. 18

Potsdam, Staatliche Schlösser und Gärten: Abb. 34

Sammlung Georg Schäfer Schweinfurt: Abb. 48, 49

Staatliche Museen zu Berlin – Preußischer Kulturbesitz Nationalgalerie, Foto: Jörg P. Anders: Abb. 28, 50, 52, 4

Staatliches Museum Schwerin, Foto: Elke Walford: Abb. 46

Thyssen-Bornemisza Museum, Madrid: Abb. 43

© Elke Walford, Hamburger Kunsthalle: Abb. Frontispiz,6, 19, 20, 21, 22, 23, 24, 25, 35

Alle übrigen Vorlagen stammen aus den Archiven des Autors und des Verlages.

In der PEGASUS *Bibliothek* sind bereits folgende Bände erschienen:

Max Beckmann – Die Suche nach dem Ich von Wendy Beckett

Botticelli – Toskanischer Frühling von Frank Zöllner

Cézanne in der Provence von Evmarie Schmitt

Marc Chagall – Arabische Nächte

Marc Chagall – Daphnis und Chloë Text von Longus

Dalís Begierden von Ralf Schiebler

Degas – Ballett und Boudoir von Lillian Schacherl

Paul Gauguin – Bilder aus der Südsee von Eckhard Hollmann

Vincent van Gogh – Das Drama von Arles von Alfred Nemeczek

Goya und die Herzogin von Alba von Susann Waldmann

Edward Hopper – Bilder aus Amerika von Wieland Schmied

Kandinsky und Gabriele Münter von Annegret Hoberg

Paul Klee – Malerei und Musik von Hajo Düchting

Gustav Klimt – Maler der Frauen von Susanna Partsch

Kokoschka und Alma Mahler von Alfred Weidinger

Luxus des Lebens – Die ›Très Riches Heures‹ des Duc de Berry von Lillian Schacherl

Manet – Pariser Leben von Hajo Düchting

Miró auf Mallorca von Barbara Catoir

Modigliani – Akte und Porträts von Anette Kruszynski

Monet in Giverny von Karin Sagner-Düchting

Picasso – Die Welt der Kinder von Werner Spies

Renoir – Augenblicke des Glücks von Karin Sagner-Düchting

Rodin und Camille Claudel von J. A. Schmoll gen. Eisenwerth

Henri Rosseau – Träume vom Dschungel von Werner Schmalenbach

Egon Schiele – Eros und Passion von Klaus Albrecht Schröder

Tizian – Nymphe und Schäfer von John Berger und Katya Berger Andreadakis

Toulous-Lautrec – Der Maler vom Montmartre von Reinhold Heller

Turner auf Reisen von Inge Herold

Vom Klang der Bilder von Karin v. Maur

Auf dem Einband
Vorderseite: *Auf dem Segler*, Ausschnitt, vgl. Abb. 37
Rücken: *Gartenterrasse*, Ausschnitt, vgl. Abb. 34

Frontispiz: Georg Friedrich Kersting, *Caspar David Friedrich in seinem Atelier*, (Ausschnitt), 1811. Öl auf Leinwand, 54 x 42 cm, Hamburger Kunsthalle
Seite 4: Ausschnitt aus *Zwei Männer in Betrachtung des Mondes*, vgl. Abb. 29

Die Deutsche Bibliothek – CIP-Einheitsaufnahme:
Schmied, Wieland:
Caspar David Friedrich:
Zyklus, Zeit und Ewigkeit/
Wieland Schmied. – München; London; New York : Prestel, 1999
(Pegasus-Bibliothek)
ISBN 3-7913-2197-8

Prestel Verlag
Mandlstraße 26
80802 München
Telefon: 089/38 17 09-0
Telefax: 089/38 17 09-35

Lektorat: Eckhard Hollmann
Gestaltung: Iris von Hoesslin, München

Einbandgestaltung: F. Lüdtke, A. Graschberger, A. Ehmke, München

Satz: Max Vornehm GmbH, München
Lithographie: Eurochrom 4, Villorba
Druck und Bindung: Passavia Druckerei GmbH, Passau

Printed in Germany
ISBN 3-7913-2197-8